临床常见病护理

LINCHUANG CHANGJIANBING HULI

主编 王凌彦 邵利平 王媛媛 杨 俊

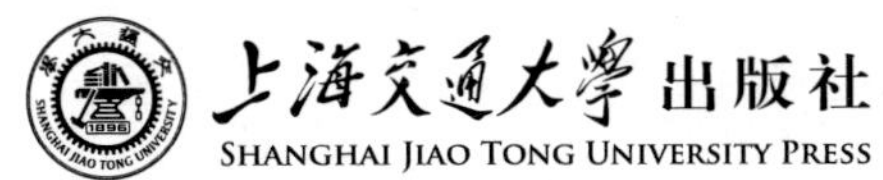

内容提要

本书针对临床护理需要，坚持理论与实际相结合的基本原则进行编写。首先，简要叙述了护理管理的特点与主要内容；然后重点讲解临床各科室常见病的护理评估、护理目标、护理措施等。本书条理清晰、内容精练，可作为护理从业人员科学、规范、合理进行临床护理的参考用书。

图书在版编目（CIP）数据

临床常见病护理 / 王凌彦等主编. --上海 : 上海交通大学出版社，2024.5

ISBN 978-7-313-30798-9

Ⅰ. ①临… Ⅱ. ①王… Ⅲ. ①常见病－护理 Ⅳ. ①R47

中国国家版本馆CIP数据核字（2024）第106831号

临床常见病护理

LINCHUANG CHANGJIANBING HULI

主　　编：王凌彦　邵利平　王媛媛　杨　俊

出版发行：上海交通大学出版社

地　　址：上海市番禺路951号

邮政编码：200030

电　　话：021-64071208

印　　制：广东虎彩云印刷有限公司

经　　销：全国新华书店

开　　本：710mm × 1000mm 1/16

印　　张：12.75

字　　数：221千字

插　　页：2

版　　次：2024年5月第1版

印　　次：2024年5月第1次印刷

书　　号：ISBN 978-7-313-30798-9

定　　价：198.00元

编委会

主　编

王凌彦　邵利平　王媛媛　杨　俊

副主编

尹弘伟　陈文静　汪姣姣　岳博楠

编　委（按姓氏笔画排序）

王　辉　山东省枣庄市市中区西王庄镇卫生院
王学敏　山东省聊城市第二人民医院
王凌彦　山东省济南市优抚医院
王媛媛　山东省济南市第五人民医院
牛　洁　河北省石家庄市第二医院
牛艳红　山东省莘县第三人民医院
尹弘伟　山东省泰山医院
任文兰　山东省慢性病医院/山东省康复中心
刘　芝　北京中医药大学东方医院枣庄医院/山东省枣庄市中医医院
闫业玲　山东省枣庄市立医院
李　艳　山东省枣庄市妇幼保健院
李　楠　山东省枣庄市妇幼保健院
李娇娇　湖北省十堰市人民医院/湖北医药学院附属人民医院
李艳平　山东省枣庄市妇幼保健院
杨　俊　山东省济南市机关医院
汪姣姣　华中科技大学同济医学院附属协和医院
沈　抗　山东省枣庄市立医院
张雅昕　湖南省永州市中心医院
陈文静　山东省宁阳县第二人民医院
邵利平　山东省聊城市人民医院
岳博楠　首都医科大学附属北京儿童医院
胡法娟　山东省鲁南眼科医院
秦玉兰　广西壮族自治区桂林市中西医结合医院
郭　多　山东省戴庄医院
景希杰　山东省高青县人民医院
路健健　山东省鱼台县滨湖街道社区卫生服务中心

前言

FOREWORD

护理学是研究维护、促进、恢复人类健康的护理理论、知识、技能及其发展规律的综合性应用科学，是医学科学中的一门独立学科。护理工作的内容是将理论知识和操作技能运用于护理实践，针对致病因素和疾病导致的患者各个方面的异常变化，采取相应的护理对策，帮助患者缓解痛苦和不适，促进患者恢复健康。

随着现代医学的不断发展、基础医疗知识的全民普及，国家和社会对在各级医疗机构从事临床护理工作的人员提出了更高的要求：除具备护理学基础理论、基本技能外，还需掌握最新的护理理念及操作标准。为适应现代护理理论与实践的新要求，帮助护理从业人员提升自身职业素养，更好地在临床护理工作中进行护理评估与护理诊断，我们特编写了《临床常见病护理》一书，旨在提高护理从业人员在临床护理工作中解决实际问题的能力。

本书针对临床护理需要，坚持理论与实际相结合的基本原则进行编写。首先，简要叙述了护理管理的特点与主要内容；然后，重点讲解了内科、外科、儿科、康复科、精神科常见疾病的护理，内容涵盖了疾病概念、病因、发病机制、临床表现、护理评估、护理目标、护理措施等。本书条理清晰、内容精练，语言通俗易懂，既有理论性指导，又有临床护理的实际应用，集科学性、实用性于一体，可作为护理从业人员科学、规范、合理地进行临床护理的参考用书。

由于护理学内容更新速度快，加之编者编写时间有限、编写风格不统一，在编写过程中难免存在疏漏与不足之处，恳请广大读者给予批评指正，以期再版时修正完善。

《临床常见病护理》编委会

2024 年 2 月

目录

CONTENTS

第一章 护理管理

第一节 护理管理的特点

一、概述

护理管理是指以提高护理质量和工作效率为主要目标的活动过程。世界卫生组织定义的护理管理是为了提高人民的健康水平,系统地利用护士的潜在能力和其他相关人员、设备、环境和社会活动的过程。随着现代医院医疗管理的迅猛发展,护理管理也在大步前行,新的挑战和机遇扑面而来,新的管理理论和方法层出不穷。作为医院管理者,必须充分认识护理管理的特点和内容,并将其灵活应用于医院管理活动中,才能够更好地调动广大护理工作者的积极性,发挥其主观能动性,从而促进护理团队挖掘潜力,创新探索医院管理的流程、技术、服务等方面,为实现医院持续、健康、长远发展贡献力量。

二、护理学的综合性与交叉性

(一)综合性

护理学是以自然科学和社会科学理论为基础的一门综合性应用学科,包含基础医学、临床医学、预防医学、康复医学及管理学、经济学、社会学、美学、伦理学等内容,是一门研究如何维护、促进、恢复人类健康,并为人们生老病死这一生命现象的全过程提供全面、系统、整体服务的一级学科。

护理管理学是管理学在护理管理工作中的具体应用,是结合护理工作特点研究护理管理活动的普遍规律、基本原理与方法的一门科学。它既属于专业领域管理学,是卫生事业管理中的重要部分,也是现代护理学的分支学科。护理管理学以护理管理专业知识为主,如护理安全、护理质量、护士长执行力、护士长角色、团队建设、绩效考核、培训教学、护理信息管理、护理科研、个人职业发展等内容,同时涉及其他管理相关知识,如人际沟通、时间管理、品管圈应用、法律法规、心理咨询、经济学、人文伦理、计算机使用等内容,是一门综合性应用学科。

(二)交叉性

护理学交叉性是指由护理学科体系中的一门或一门以上的学科与一门或一门以上的其他学科在研究对象、原理、方法和技术等某些学科要素上跨越原有的学科界限,在一定范围内彼此相交、结合而形成新的综合理论或系统知识。随着科学技术的发展,护理学科之间表现出既高度细化又高度融合的趋势,通过不同学科之间的交叉渗透占领学术制高点并不断发掘科研创新点,如一方面形成并发展了静疗专科、造口专科、糖尿病专科等高度分化的临床专科;另一方面实践并完善了护理信息学、护理心理学、护理经济学等不同学科交流融合的护理交叉学科。不仅有助于融合不同学科之间的范式,整合学科资源,应对医疗卫生问题的复杂化,提升护理学科的社会服务能力;还有助于打破不同学科之间的壁垒,丰富学科内涵,实现护理学科的可持续性发展,培养高素质复合型护理人才。

护理管理学综合运用多种学科的理论和方法,研究在现有医疗条件下,如何通过各学科交叉融合,合理地组织和配置人、财、物、时间、信息等因素,提高护理服务的水平。护理管理学的交叉性,有利于学科的宽度和深度发展,能够提高护理管理人员的综合素质,培养新时代所需的护理管理人才。

三、护理管理的二重性

专业的护理技术与科学的管理方法是提高护理质量的保障,两者相辅相成,缺一不可。不断革新的护理专业技术和方法让护理理念从“以疾病为中心”过渡到“以人为中心”,不仅带来了护理学的历史性飞跃,同时创新和拓展了护理管理模式,最终提高了护理质量。因此,护理管理者必须具备相应的护理学专业技术。

护理管理是现代医院管理的重要组成部分,其管理水平也是医院管理水平的重要体现。护理专业的历史发展进程表明科学管理手段的应用及护理管理方法是发挥护理专业为人类健康服务角色的重要基础。因此,护理专业是技术与管理的一个有机结合体。

四、护理管理的实践性

护理服务的对象是人,包括基础护理和专科护理等多个层面。护理管理作为护理服务的一个重要方面,也必须在护理工作实践中进行。在护理管理的过程中，其实践范畴包括运用管理学的基本理论和方法，护理工作的诸要素如人、财、物、时间、信息等进行科学的管理，并通过管理职能即计划、组织、协调、控制、人力资源管理等以确保护理服务的科学、正确、及时、安全和有效。

五、护理管理的广泛性

(一)护理管理内容广泛

护理管理涉及护理服务的每一个方面、每一个环节，管理的内容包括护理质量管理、组织管理、护理安全管理、护理运营管理、护理人力资源管理、护理教学管理等多个方面。

(二)护理管理所涉及的人员广泛

护理管理包括管理者以及各层级护理人员、护生、相关专业医护人员的管理。护理管理者要与医师、医技、后勤、行政管理等部门以及患者、家属、单位等多方面发生联系，形成以患者为中心、以护理工作为主体的工作关系，因此协调好这些关系是护理管理的重要内容。

在新的医疗形式和医改政策下，护理管理的职能还在不断拓展延伸。护理管理者有义务向各级管理部门提供最真实的临床数据和事实，参与到医疗改革的建设中，以帮助制订更加利于人民健康的政策和规范。

六、现代护理管理发展特点

(一)管理创新

管理创新是指企业把新的管理要素(如新的管理方法、新的管理手段、新的管理模式等)或要素组合引入企业管理系统以更有效地实现组织目标的创新活动。在知识经济高速发展的今天，管理创新已成为医院发展的核心竞争力。如何在工作中制订切实可行的步骤并改善流程、如何寻求新的方法提高服务质量、如何在员工工作范畴内进行创新活动、如何鼓励团队在日常工作中寻找创新等问题已经成为现代护理管理内容的重中之重。

护理管理者应从“大处着想，小处着手”出发，从护理管理理念、管理机制、流程、内容、方法等几个方面进行工作创新，及时找出存在问题，提出整改措施，提高管理及服务水平。在创新项目的实际开展过程中，要求护理管理者及项目负责人能采用多部门商讨，多学科交叉，多手段并用，多角度管理，多环节监控，多渠道推动，甚至多中心合作等综合管理模式，找到临床护理与护理创新项目管理的切入点，用有效的判断方法，确定创新的可行性，平衡风险和机会，逐步实现护理服务创新的长久化。

(二)精细化管理

精细化管理是一种理念，一种文化。它是社会分工精细化、服务质量精细化对现代管理的必然要求。现代管理学认为，科学化管理有 3 个层次：第一个层次是规范化，第二个层次是精细化，第三个层次是个性化。精细化管理也是近年来临床上积极探索的护理管理模式，其主题为“关爱患者、关爱生命”，强调“以患者为中心”。精细化护理管理要求护士在护理过程中，充分关注每一项护理细节，具备预见能力，杜绝安全隐患，消除管理中的死角，及时控制和采取措施，及时发现护理工作中的细节问题，从细节服务上下工夫，提高护理质量；深入患者，真正了解患者的需要，为患者解决困难，从细节上体现护理真情。最终能有效克服传统护理的经验性和盲目性，促使护理人员积极转变护理理念，从被动护理转变为主动护理，改善服务质量，为患者提供全面化、细节化、优质化的护理服务。

(三)信息技术一体化

护理信息系统是指一个由护士和计算机组成，能对护理管理和临床业务技术信息进行收集、存储和处理的系统，是医院信息系统的重要组成部分，包括临床护理信息系统和护理管理信息系统。

护理管理信息系统是医院护理信息系统的重要组成部分，其主要任务是实现对护理活动的规范化、科学化以及现代化管理，运用数据来实现对护理活动过程中的全对象、全过程、全方位的管理，其信息主要来源于临床护理信息系统、医院人力系统、财务系统、物资管理系统及医院其他业务管理信息系统。护理管理者利用信息技术手段，及时动态地掌控护理过程中所涉及的所有人、财、物、业务等信息流，利用数据对护理信息资源进行整合和优化配置，辅助临床护理决策，降低护理管理成本，提升护理质量。

随着健康中国上升为国家战略，“健康中国”的蓝图愈加清晰，“互联网＋医疗”模式逐步打开。“互联网＋医疗”是互联网在医疗行业的新应用，其包括了以互联网为载体和技术手段的健康教育、医疗信息查询、电子健康档案、疾病风险评估、在线疾病咨询、电子处方、远程会诊、远程治疗和康复等多种形式的健康医疗服务模式。互联网医疗代表了医疗行业新的发展方向，有利于解决中国医疗资源不平衡和人们日益增加的健康医疗需求之间的矛盾，是国家卫生健康委员会积极引导和支持的医疗发展模式。这对护理管理人员的管理能力提出了更高的要求。医院护理管理信息系统正在不断完善和普及，护理管理也逐步向数据

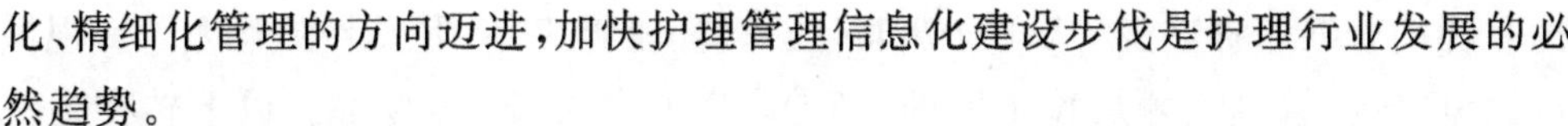

化、精细化管理的方向迈进，加快护理管理信息化建设步伐是护理行业发展的必然趋势。

（四）柔性管理

柔性管理是一种"以人为中心"的人性化管理模式，它是在研究人的心理和行为规律的基础上，采用非强制性方式，在员工心目中产生一种潜在说服力，从而把组织意志变为个人的自觉行动。柔性管理从本质上说是一种对"稳定和变化"进行管理的新方略。柔性管理的最大特点主要在于不是依靠权力影响力，而是依赖于员工的心理过程，依赖于每个员工内心深处激发的主动性、内在潜力和创造精神，因此具有明显的内在驱动性。柔性管理是面向未来护理管理发展趋势。

（五）分级诊疗制度下的护理管理

"分级诊疗和双向转诊"医疗制度引导了患者合理分流，形成小病、慢性病在社区医院就诊，大病、疑难、危重症患者在城市医院或区域医疗中心诊疗的分布格局，逐步建立起"基层首诊，双向转诊，急慢分治，上下联动"的医疗服务模式。这一新模式使各医疗机构收治疾病种类以及疾病严重程度等局面发生改变，相应的对护理需求也发生改变，护理管理者面临着新的局面和挑战。大型综合性医院护理以收治疑难、急、危、重症患者为主，开展高、精、尖技术的医疗服务，各科室专业、亚专业的发展日益细化和壮大，因此对重症监护、急诊急救和专科护理需求增加；相反，收治常见病、多发病、慢性病的科室将逐渐萎缩，这些专业的护理岗位将逐渐减少，出现护理人员培训转岗现象。与此同时，社区基层医院护理需求增加，医护人员严重缺编，基层医院资源和服务能力不足，如何提高基层护理人员的业务技能，以满足患者优质护理的需求，是护理管理者亟待解决的问题，这也是双向转诊顺利实施的基本保证。分级诊疗后，护理管理应从加强岗位培训、能力提升培训的投入、绩效考核、设备和人员配置等工作入手，避免问题出现后被动管理，制约分级诊疗的进展，制约护理学的发展。

（六）变革管理

当组织成长迟缓，内部产生不良问题，无法适应经营环境的变化时，管理者必须做出组织变革策略，将内部层级、工作流程及文化进行必要的调整与改善管理，以达到顺利转型。近几年护理管理进行了诸多转变，如从重视工作、操作实施过程管理向不同层次、多元化管理转变，从一维分散管理向系统管理转变，从重视硬件管理向重视软件信息管理转变，从经验决策向科学决策转变，从短期行

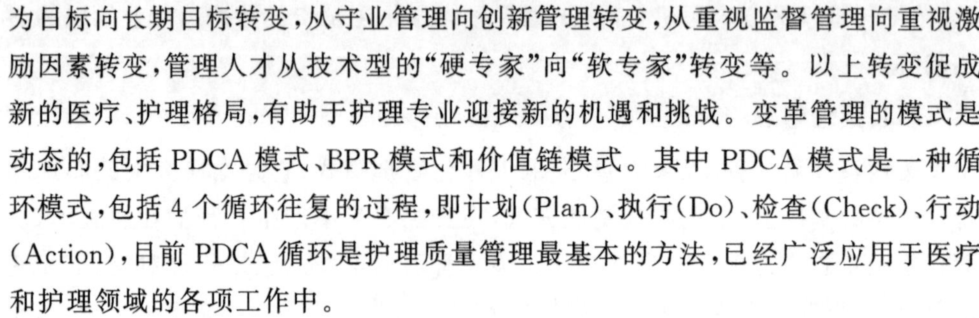
为目标向长期目标转变，从守业管理向创新管理转变，从重视监督管理向重视激励因素转变，管理人才从技术型的“硬专家”向“软专家”转变等。以上转变促成新的医疗、护理格局，有助于护理专业迎接新的机遇和挑战。变革管理的模式是动态的，包括 PDCA 模式、BPR 模式和价值链模式。其中 PDCA 模式是一种循环模式，包括 4 个循环往复的过程，即计划(Plan)、执行(Do)、检查(Check)、行动(Action)，目前 PDCA 循环是护理质量管理最基本的方法，已经广泛应用于医疗和护理领域的各项工作中。

第二节　护理管理的主要内容

一、护理管理理念与原理

护理管理是医院管理的重要组成部分，也是最基础和最贴近临床实践的管理行为。科学的护理管理理念对实现医院发展目标具有重要意义。无论是以泰勒的“科学管理理论”、法约尔的“管理过程理论”和韦伯的“行政组织理论”为代表的“古典管理科学理论”，还是以“人际关系学说”“人类需要层次理论”和“人性管理理论”为代表的“行为科学理论”，到以“管理过程学派”“系统管理学派”“决策理论学派”“管理科学学派”为代表的现代管理理论，都给护理管理者提供了诸多指引和经验参考。在现代医院的护理管理过程中，基于“系统原理”“人本原理”“动态原理”“效益原理”，护理管理者合理联合运用多种管理理论，以实现护理管理的最终目标，促进医院发展。

二、护理管理对象

护理管理对象既遵循管理学的基本原则，也具有其管理的特殊性。护理管理者只有在明确管理对象的前提下，才能够科学运用管理技巧，发挥其管理职能。

(一)人

人是管理的最主要因素，是管理的核心。传统人的管理包括人员的选择、聘任、培养、考核、晋升，现在延伸到人力资源的开发和利用。对于护理管理者而言，管理对象“人”不仅仅是护士，还包括相关专业从业者和患者及其家属。护理管

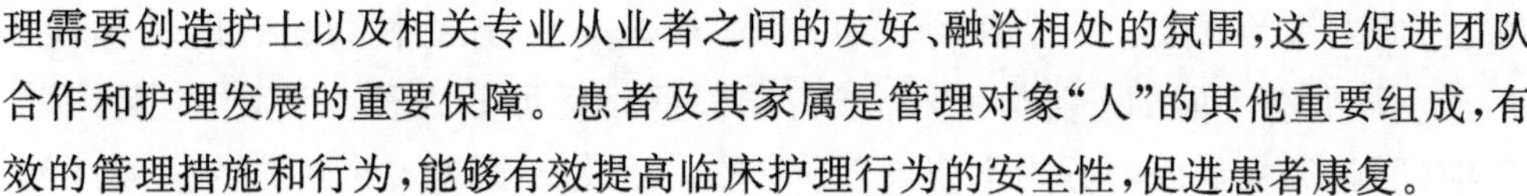

理需要创造护士以及相关专业从业者之间的友好、融洽相处的氛围，这是促进团队合作和护理发展的重要保障。患者及其家属是管理对象“人”的其他重要组成，有效的管理措施和行为，能够有效提高临床护理行为的安全性，促进患者康复。

(二)财

财的管理是指对资金的分配和使用，以保证有限的资金产生最大的效益。财的管理应遵守的原则是开源、节流、注重投资效益。护理管理的“财”还包括对患者费用的有效管理，要确保患者费用的准确，避免因费用管理而产生的纠纷隐患，影响医患、护患和谐。

(三)物

物是指设备、材料、仪器、能源等。物的管理应遵循的原则是保证供应、合理配置、物尽其用、检验维修、监督使用、资源共享。护理管理中的“物”还包括药品、各种医疗护理用品等，需要重视对各种医疗用品有效期、安全性、测量仪器准确性等的管理，从而保障患者安全。

(四)时间

时间是最珍贵的资源，它没有弹性，没有替代品。管理者要充分利用好组织系统的时间和自己的时间。在护理管理过程中，有效的“时间”管理不仅仅体现在个人工作统筹安排上，更多地体现在对护理排班模式探讨、护理工作流程再造、护理方法革新和改进等方面，从而提高对时间的有效利用。

(五)信息

信息是管理活动的媒介。信息的管理包括广泛地收集信息，精确地加工、提取信息，快速准确地传递信息，利用、开发信息。信息管理在护理管理中具有显著的特殊性，即患者信息的隐私保护。基于伦理学的基本法则，患者信息务必处于严密保护中，护理管理作为医院管理的基本单元和一线执行者，具有重要的责任。

三、护理管理职能

管理的五大职能由管理学家法约尔提出，主要是指计划、组织、指挥、协调和控制。而对于护理管理而言，作为医院最基本的管理单元，将从计划、组织、协调、控制、人力资源管理进行分析。

(一)计划

计划是指护理管理者在采取行动之前可采用或可实施的方案。计划帮助护理管理者明确待解决的问题或实现已定的工作目标，何时去做、由谁去做、做什么、如何去做等问题。一个好的计划，应具有统一性、连续性、灵活性、精确性等特征。计划有不同的分类体系和方法：①根据时间可分为长期计划、中期计划、短期计划；②根据内容分为全面计划、单项计划；③根据表现形式分为任务计划、目标计划；④根据约束力程度分为指令性计划、指导性计划等。在护理管理活动中，护理管理者应根据不同的计划类型，选择适宜的制订计划的方法，包括滚动计划法、关键路径法、组合网络法、线性规划法等，以实现组织管理目标。

目标管理也称“成果管理”，是以目标为导向、以人为中心、以成果为标准，使组织和个人取得最佳业绩的现代管理方法。管理者在组织员工共同的积极参与下，制订具体的、可行的、能够客观衡量效果的工作目标，并在工作中实行“自我控制”，自下而上地保证目标实现，并以共同制定的目标为依据进行检查和评价目标达成情况的管理办法。目标管理与传统管理模式不同，注重人的因素，是参与的、民主的、自我控制的管理制度，是把个人需求与组织目标结合起来的管理制度。在临床工作中，护理管理者应通过集思广益制订护理目标，将目标分解、权力下放，在实施目标管理的过程中，制订绩效考核制度和措施，通过检查、考核、反馈信息，加强对各层级护士目标达成的程度定期评价，并在反馈中强调自查自纠，促进护士更好地发挥自身作用，提高控制目标实现的能力，最终共同努力达成总目标。

项目管理是通过项目相关人的合作，把各种资源应用到项目中，实现项目目标并满足项目相关人的需求。项目管理是对一些成功地达成一系列目标的相关活动的整体检测和管控，包括项目的提出和选择、项目的确定和启动、项目的计划和制订、项目的执行和实施以及项目的追踪和控制 5 个阶段。项目管理是一个较新的管理模式，为临床护理管理者提供了全新的思路和管理工具，在运用中应重点关注和把握关键问题和要点，以确保实现项目目标。

（二）组织

管理学角度而言，组织有两层含义：一方面，组织为一种机构形式；另一方面，组织则作为一种活动过程。在护理管理职能阐述中，组织将作为一种活动过程而讨论，它指建立工作机构或框架，规定并明确职权范围和工作关系，并组织必要的资源力量去执行既定的计划，以实现管理目标而采取行动的全过程。组织应遵循统一指挥、能级对应、职权匹配、分工协作等基本原则。医院护理管理过程中，根据任务或计划类型建立组织框架，如三级护理管理体系（护理部-科护士长-护士长），并明确各层级人员的职责，然后基于明确、具体、可操作、可考核的原则分解管理目标，最后根据需要调用包括人力、财力、物力等各方资源合理分配和利用以实现医院发展目标。组织文化的建立是组织行为中的重要部分。组织文化对护理团队的发展具有重要意义,护理管理者应根据组织发展需要,制订合适的组织文化,以达到激励下属共同努力实力组织目标和愿景的目的。

近年来护理管理者开始将流程再造应用于各种护理领域,在现代医院管理工作中,对护理流程进行优化,根据医疗市场和患者需求,重新整合护理服务资源,从患者、竞争、市场变化的顺应性上对服务流程、组织管理经营、文化等进行彻底变革,以达到优化护理工作流程,改善护理服务效果、效能和效益,使护理服务增值最佳化。具体来说,护理流程再造是对原有护理工作流程的不切合实际的环节业务进行流程再造,对不完善的工作流程实施重建;通过对原工作环节进行整合、重组、删减等,形成以提高整体护理效益、减少医疗意外为核心的护理过程。护理流程再造包括护理业务流程的优化、组织结构的调整、人力资源的重新配置和整合资源,遵循“规范-创新-再规范-再创新”的管理思路,用“扬弃”的观点,不断审核各自专业的工作护理流程再造,支撑着医院核心竞争力,改变护理管理者的观念,改进护理人员整体服务意识,提高护理工作效率,提升患者满意度,降低成本从而推动医院发展。实施护理流程再造是医院管理创新的具体体现,是对组织的资源进行有效整合以达成组织既定目标与责任的动态性创造活动。

(三)协调

协调是护理管理者为有效实现组织既定目标,将各项管理活动进行调节,使之统一,保证各部门、各科室、各环节之间配合默契。协调的本质就是让事情和行动都有合适的比例,方法适应目的。有效协调的组织的特征包括每个部门都与其他部门保持一致、各部门都了解并理解自身的任务、各部门的计划可随情况而动态调整。协调按照执行范围可分为组织内部协调和组织外部协调,按照执行方向可分为平面协调、对下协调、对上协调,按照组织性质可分为正式组织协调和非正式组织协调,按照执行对象和内容可分为人际关系协调、资源协调、利益协调和环境协调。

护理管理者在协调各类事务的过程中,应遵循内部与外部的医、护、技、患、管全员参与,成员相互尊重,成员直接接触,正式并有效处理冲突,原则性与灵活性相结合,准确定位与心理调适等原则,以实现组织管理目标。建立相互信任的基础,增进信任感和亲切感,在管理中统一思想、认清目标、体会各自的责任和义务,柔性化管理,营造和谐的工作氛围。

在互联网信息技术高速普及的今天,如何协调信息平台下的医患沟通与冲突已成为护理管理者不可回避的问题。社交网络的出现为医患双方交流提供了一种全新的沟通渠道,这些信息沟通平台一方面可以发挥巨大优势,但同时也存在一些劣势。网络的开放性和法律约束的缺失,使得网络信息的发布虽及时但却难以避免片面性和随意性。有些事件未经证实就被网络媒体或网友发布在社交平台上,尤其是一些关于医患关系的不实报道,一经发布,很快会被网友转载跟帖,激起大众的负面情绪。这种对医患关系负面的舆论导向与评价在潜移默化中会给大众留下负面印象,不利于医患关系的缓和。由于医学是一门专业性很强的学科,没有充分的理论知识,很难了解一个疾病的病情发展以及治疗方法,所以患者往往处于信息不对等的被动地位,医患信息不对称也会影响医患沟通效果,进而影响医患关系。作为护理管理者,应顺应时代发展,重视网络信息平台的学习运用及搭建,加强与病患及家属的有效信息沟通,及时消除误解、缓和矛盾。同时也可以充分发挥社交网络的优势,通过网络平台构建新型医患交流和信息传播渠道,提升医患沟通效果,普及医学知识,有助于医患关系的和谐发展。

(四)控制

控制是护理管理者按照计划标准衡量、检查实施工作是否与既定计划要求和标准相符,而采取的必要的纠正行动,以确保计划目标的实现。控制的对象可以是人,也可以是活动本身。护理管理活动涉及医院运行的各个方面,因此控制方法也有多种可运用。①护理管理者在计划实施前,对将要实施过程中出现的各种可能风险、偏差进行纠正行动,以保证计划目标的实现的预先控制,即前馈控制;②护理管理者到护理活动中指挥工作进行的现场控制,即同步控制;③护理管理者根据结果与计划标准进行比较、分析,总结经验或失误的原因,指导下一步工作的结果控制,即反馈控制。

预算控制是组织中使用最为广泛和有效的控制手段,它通过制订各项工作的财务支持标准,对照该定量标准进行比较和衡量,并纠正偏差,以确保经营财务目标的实现。预算控制的优点:①能够把整个组织内所有部门的活动用可以考核的数量化方式表现出来,非常方便衡量、检查、考核和评价;②能够帮助管理者对组织的各项活动进行统筹安排,有效地协调各种资源。但过多地根据预算数字来苛求计划会导致控制缺乏灵活性,过多的费用支出预算,可能会让管理者失去管理部门所有自由,有可能造成管理者仅忙于编制、分析,忽视非量化的信息。

成本控制是根据一定时期预先建立的成本管理目标,由成本控制主体在其职权范围内,在生产耗费发生以前和成本控制过程中,对各种影响成本的因素和条件采取的一系列预防和调节措施，以保证成本管理目标实现的管理行为。护理成本控制是指按照既定的成本目标，对构成护理成本的一切耗费进行严格的计算、考核和监督，及时揭示偏差，并采取有效措施，纠正偏差，使成本被限制在预订的目标范围之内的管理行为。我国护理成本核算组织管理体系、内容和核算方法都有待完善，目前缺乏合理的护理价格和收费标准，使护理服务价值难以得到真正的体现，从而影响人力资源配置。

护理质量管理是护理管理的核心，也是护理管理的重要职能和永恒的主题。其按照护理质量形成的过程和规律，对构成护理质量的各要素进行计划、组织、协调和控制，以保证护理工作达到规定的标准和满足服务对象需要的活动过程。常用的护理质量管理方法有 PDCA 循环、品管圈、追踪法和临床路径等。

(五)人力资源管理

人力资源管理是指管理者根据组织内部的人力资源供需状况所进行的人员选择、培训、使用、评价的活动过程，目的是保证组织任务的顺利完成。护理人力资源管理是通过选聘、培训、考评、激励、提升等多种管理措施，对护理人员和相应的事件进行合理安排，以达到调动护士积极性，使其个人潜能得以发挥到最大限度，减低护理人员人力成本，提高组织工作效率，从而实现组织目标的工作过程。护理人力资源管理的目的是建立科学、具有识别筛选功能的护士招聘和选留体系，促进护理人力资源的开发，为医院的持续、健康发展提供动力。在护理人力资源管理过程中，应遵循职务要求明确、责权利一致、公平竞争、用人之长、系统管理等基本原则。

随着我国经济水平的提高和社会发展的进步，人民健康已上升至战略地位。现代护理管理的内涵还在不断拓展。管理者需要科学地学习并应用在科室整体运作中，保证护理质量安全，在完成临床护理工作的同时还应承担培训及引领协助团队开展科研工作，使护理管理内涵深度与广度不断得到延伸。

护理管理队伍决定着整个护理专业的前途。护理改革任重而道远。在机遇与挑战面前，护理管理者要敢于变革、善于引领、勤于创新、齐心协力、团结一心，使我国的护理事业再攀新的高峰。

第二章 内科护理

第一节 心内科护理

一、高血压

(一)疾病概述

1.概念和特点

高血压是一种常见病、多发病,是心、脑血管病的重要病因和危险因素。根据病因常分为原发性高血压和继发性高血压,95%以上的高血压患者属于原发性高血压,临床上通常将原发性高血压简称为高血压。原发性高血压是以血压升高为主要临床表现,伴或不伴有多种心血管危险因素的综合征。

高血压的标准是根据临床及流行病学资料界定的,目前我国高血压定义为收缩压≥18.7 kPa(140 mmHg)和(或)舒张压≥12.0 kPa(90 mmHg),根据血压升高水平,又进一步将高血压分为1~3级。

2.相关病理生理

高血压的发病机制目前尚未形成统一认识,但其血流动力学特征主要是总外周血管阻力相对或绝对增高,从这一点考虑,高血压的发病机制主要存在于五个环节,即交感神经系统活性亢进、肾性水钠潴留、肾素-血管紧张素-醛固酮系统(RAAS)激活、细胞膜离子转运异常及胰岛素抵抗。

相关病理改变主要集中在对心、脑、肾、视网膜的变化。

(1)心:左心室肥厚和扩张。

(2)脑:脑血管缺血与变性、粥样硬化,形成微动脉瘤或闭塞性病变,从而引发脑出血、脑血栓、腔隙性脑梗死。

(3)肾:肾小球纤维化、萎缩、肾动脉硬化,引起肾实质缺血和肾单位不断减少,导致肾衰竭。

(4)视网膜:视网膜小动脉痉挛、硬化,甚至可能引起视网膜渗血和出血。

3.病因与诱因

高血压的病因为多因素,主要包括遗传和环境因素两个方面,两者互为结果。

(1)遗传因素:高血压具有明显的家庭聚集性,基因对血压的控制是肯定的,这些与高血压产生有关的基因被称为原发性高血压相关基因。在遗传表型上,不仅血压升高发生率体现遗传性,在血压高度、并发症发生以及其他相关因素方面,如肥胖等也具有遗传性。

(2)环境因素:①饮食。血压水平和高血压的患病率与钠盐平均摄入量显著相关,摄盐越多,血压水平和患病率越高。摄盐过多导致血压升高主要见于对盐敏感的人群。另外,膳食中充足的钾、钙、镁和优质蛋白可防止血压升高,素食为主者血压常低于肉食者。长期饮咖啡,大量饮酒,饮食中缺钙,饱和脂肪酸过多,不饱和脂肪酸与饱和脂肪酸比值降低等均可引起血压升高。②精神心理。社会因素包括职业、经济、劳动种类、文化程度、人际关系等,对血压的影响主要是通过精神和心理因素起作用。因此脑力劳动者高血压发病率高于体力劳动者,从事精神紧张度高的职业者和长期生活在噪声环境者高血压患病率也较高。

(3)其他因素:肥胖者高血压患病率是体重正常者的2～3倍,超重是血压升高的重要独立危险因素。一般采用体质指数(BMI)来衡量肥胖程度,腰围反映向心性肥胖程度,血压与BMI呈显著正相关,腹型肥胖者容易发生高血压。服用避孕药的妇女血压升高发生率及程度与服用药物时间长短有关,但这种高血压一般较轻,且停药后可逆转。睡眠呼吸暂停低通气综合征的患者50%有高血压,且血压的高度与睡眠呼吸暂停低通气综合征的病程有关。

4.临床表现

大多数高血压起病缓慢、渐进,缺乏特殊的临床表现。血压随着季节、昼夜、情绪等因素有较大波动。

(1)一般表现:①症状。头痛是最常见的症状,较常见的还有头晕、头胀、耳鸣眼花、疲劳、注意力不集中、失眠等。这些症状在紧张或劳累后加重,典型的高血压头痛在血压下降后即可消失。②体征。高血压的体征较少,血压升高时可闻及主动脉瓣区第二心音亢进及收缩期杂音。皮肤黏膜、四肢血压、周围血管搏动、血管杂音检查有助于继发性高血压的病因判断。

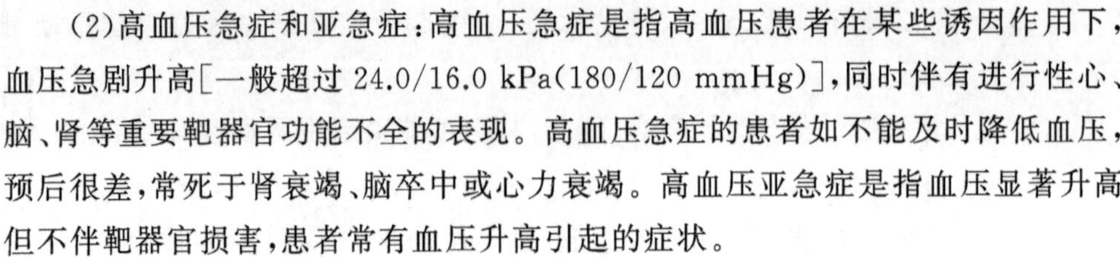

(2)高血压急症和亚急症:高血压急症是指高血压患者在某些诱因作用下,血压急剧升高[一般超过 24.0/16.0 kPa(180/120 mmHg)],同时伴有进行性心、脑、肾等重要靶器官功能不全的表现。高血压急症的患者如不能及时降低血压,预后很差,常死于肾衰竭、脑卒中或心力衰竭。高血压亚急症是指血压显著升高但不伴靶器官损害,患者常有血压升高引起的症状。

5.辅助检查

(1)常规检查:尿常规、血糖、血脂、肾功能、血清电解质、心电图和胸部 X 线等检查,有助于发现相关危险因素和靶器官损害。必要时进行超声心动图、眼底检查等。

(2)特殊检查:为进一步了解患者血压节律和靶器官损害情况,可有选择地进行一些特殊检查。如 24 小时动态血压监测(ABPM),踝/臂血压比值,心率变异,颈动脉内膜中层厚度(IMT),动脉弹性功能测定,血浆肾素活性(PRA)等。

6.治疗原则

(1)治疗目标:高血压是一种以动脉血压持续升高为特征的进行性“心血管综合征”,常伴有其他危险因素、靶器官损害或临床疾病,需要进行综合干预。常常采用药物治疗与非药物治疗,以及防治各种心血管病危险因素等相结合。因此,高血压的治疗目标是尽可能地降低心血管事件的发生率和死亡率。

(2)非药物治疗。①合理膳食:低盐饮食,限制钠盐摄入;限制酒精摄入量。②控制体重:体重指数如超过 24 则需要限制热量摄入和增加体力活动。③适宜运动:增加有氧运动。④定期测量血压,规范治疗,改善治疗依从性,尽可能实现降压达标,坚持长期平稳有效地控制血压。⑤保持健康心态,减少精神压力,戒烟等。

(3)药物治疗:治疗时根据年龄、病程、血压水平、心血管病危险因素、靶器官损害程度、血流动力学状态以及并发症等来选择合适药物。降压药物的选择一般应从一线药物、单一药物开始,疗效不佳时,才联合用药。若非血压较高或高血压急症,降压时用药以小剂量开始,逐渐加量,使血压逐渐下降,老年患者更需如此。①利尿剂:通过利钠排水、降低细胞外高血容量、减轻外周血管阻力发挥降压作用。作用较平稳、缓慢,持续时间相对较长,作用持久服药 2～3 周作用达高峰,能增强其他降压的疗效,适用于轻、中度高血压。有噻嗪类、袢利尿剂和保钾利尿剂 3 类,以噻嗪类使用最多。②β 受体阻滞剂:通过抑制过度激活的交感神经活性、抑制心肌收缩力、减轻心率发挥降压作用。降压作用较迅速、强力,适用于不同严重程度的高血压,尤其是心率较快的中、青年患者或合并心绞痛的患者，对老年高血压疗效相对较差。二度、三度房室传导阻滞和哮喘患者禁用，慢性阻塞性肺病、运动员、周围血管病或糖耐量异常者慎用。有选择性（β_1）、非选择性（β_1和β_2）和兼有α受体阻滞三类，常用的有美托洛尔、阿替洛尔、比索洛尔、普萘洛尔等。③钙离子阻滞剂：通过阻断血管平滑肌细胞上的钙通道，扩张血管降低血压。降压效果起效迅速，降压幅度相对较强，剂量和疗效呈正相关，除心力衰竭患者外较少有治疗禁忌证。分为二氢吡啶类和非三氢吡啶类，前者以硝苯地平为代表，后者有维拉帕米和地尔硫䓬。④血管紧张素转换酶抑制剂：通过抑制血管紧张素转换酶阻断肾素血管紧张素系统，从而达到降压作用。降压起效缓慢，逐渐增强，在3～4周时达最大作用，限制摄入或联合使用利尿剂可使起效迅速和作用增强。常用的有卡托普利、依那普利、贝那普利等。⑤血管紧张素Ⅱ受体阻滞剂：通过阻断血管紧张素Ⅱ受体发挥降压作用。起效缓慢，但持久而平稳，一般在6～8周达到最大作用，持续时间为24小时以上。常用的药物有氯沙坦、缬沙坦、厄贝沙坦、替米沙坦等。⑥α受体阻滞剂：不作为一般高血压的首选药，适用于高血压伴前列腺增生症患者，也用于难治性高血压的治疗，如哌唑嗪。

（二）护理评估

1.一般评估

（1）生命体征：体温、脉搏、呼吸可正常，但血压测量值升高。必要时可测量立、卧位血压和四肢血压，监测24小时血压以判断血压节律变化情况。高血压诊断的主要依据是患者在静息状态下，坐位时上臂肱动脉部位血压的测量值。但必须是在未服用降压药的情况下，非同一天3次测量血压，若收缩压≥18.7 kPa（140 mmHg）和（或）舒张压≥12.0 kPa（90 mmHg）则诊断为高血压。患者既往有高血压史，目前正在使用降压药，血压虽然低于18.7/12.0 kPa（140/90 mmHg），也诊断为高血压。

（2）病史和病程：①询问患者有无高血压、糖尿病、血脂异常、冠心病、脑卒中或肾脏病的家庭史；②患高血压的时间，血压最高水平，是否接受过降压治疗及其疗效与不良反应；③有无合并其他相关疾病，是否服用引起血压升高的药物，如口服避孕药、甘珀酸、麻黄碱滴鼻药、可卡因、类固醇等。

（3）生活方式：膳食脂肪、盐、酒摄入量，吸烟支数，体力活动量以及体重变化等情况。

（4）患者的主诉：约1/5患者无症状，常见的主诉有头痛、头晕、疲劳、心悸、耳鸣等症状，疲劳、激动或紧张、失眠时可加剧，休息后多可缓解。也可出现视力模糊、鼻出血等较重症状，患者主诉症状严重程度与血压水平有一定关联。有脏器受累的患者还会有胸闷、气短、心绞痛、多尿等主诉。

(5)相关记录:身高、体重、腰围、臀围、饮食(摄盐量和饮酒量)、活动量、血压等记录结果。评估超重和肥胖最简便和常用的指标是BMI和腰围。BMI反映全身肥胖程度,腰围反映向心性肥胖的程度。BMI的计算公式:BMI=体重(kg)/身高^2(m^2),成年人正常BMI为18.5~23.9 kg/m^2,超重者BMI为24~27.9 kg/m^2,肥胖者BMI≥28 kg/m^2。成年人正常腰围<90/84 cm(男/女),如腰围≥90/84 cm(男/女),提示需要控制体重。

2.身体评估

(1)头颈部:部分患者有甲亢突眼征,颈部可听诊到血管杂音提示颈部血管狭窄、不完全性阻塞或代偿性血流量增多、加快。

(2)胸背部:结合X线结果综合考虑心界有无扩大,心脏听诊可在主动脉瓣区闻及第二心音亢进、收缩期杂音或收缩早期喀喇音。

(3)腹部和腰背部:背部两侧肋脊角、上腹部脐两侧、腰部肋脊处有血管杂音,提示存在血管狭窄。肾动脉狭窄的血管杂音常向腹两侧传导,大多具有舒张期成分。

(4)四肢和其他:观察有无神经纤维瘤性皮肤斑,Cushing综合征时可有向心性肥胖、紫纹与多毛的现象,下肢可见凹陷性水肿,观察四肢动脉搏动情况。

3.心理-社会评估

评估患者家庭情况、工作环境、文化程度及有无精神创伤史;患者在疾病治疗过程中的心理反应与需求,家庭及社会支持情况,引导患者正确配合疾病的治疗与护理。

4.辅助检查结果评估

(1)常规检查:①有无血液生化(钾、空腹血糖、总胆固醇、甘油三酯、高密度脂蛋白胆固醇、低密度脂蛋白胆固醇和尿酸、肌酐)、全血细胞计数、血红蛋白和血细胞比容、尿蛋白、尿糖的异常;②心电图检查有无异常;③24小时动脉血压监测检查24小时血压情况及其节律变化。

(2)推荐检查:超声心动图和颈动脉超声、餐后血糖、尿蛋白定量、眼底、胸部X线检查、脉搏波传导速度,以及踝臂血压指数等可帮助判断是否存在脏器受累。

(3)选择检查项目:对怀疑继发性高血压患者可根据需要选择进行相应的脑功能、心功能和肾功能检查。

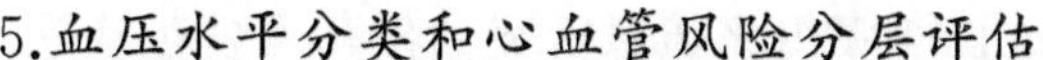

5.血压水平分类和心血管风险分层评估

(1)按血压水平分类：据血压升高水平，可将血压分为正常血压、正常高值、高血压(分为1级、2级和3级)和单纯收缩期高血压(表2-1)。

表2-1　血压水平分类和定义

分类	收缩压(mmHg)		舒张压(mmHg)
正常血压	<120	和	<90
正常高值	120～139	和(或)	80～89
高血压	≥140	和(或)	≥90
1级高血压(轻度)	140～159	和(或)	90～99
2级高血压(中度)	160～179	和(或)	100～109
3级高血压(重度)	≥180	和(或)	≥110
单纯收缩期高血压	≥140	和	<90

(2)心血管风险分层评估：虽然高血压及血压水平是影响心血管事件发生和预后的独立危险因素，但是并非唯一决定因素。大部分高血压患者还有血压升高以外的心血管危险因素。因此要确定降压治疗的时机和方案，实施危险因素的综合管理就应当对患者进行心血管风险的评估并分层。根据血压水平、心血管危险因素、靶器官损害伴临床疾病，高血压患者的心血管风险分为低危、中危、高危和很高危四个层次(表2-2)。

表2-2　高血压患者心血管风险水平分层

其他危险因素和病史	1级高血压	2级高血压	3级高血压
无	低危	中危	高危
1～2个其他危险因素	中危	中危	很高危
≥3个其他危险因素或靶器官损害	高危	高危	很高危
临床并发症或合并糖尿病	很高危	很高危	很高危

6.常用药物疗效的评估

(1)利尿剂：①准确记录患者出入量(尤其是24小时尿量)。大量利尿可引起血容量过度降低，心排血量下降，血尿素氮增高。患者皮肤弹性减低，出现直立性低血压和少尿。②血生化检查的结果。长期使用噻嗪类利尿剂有可能导致水、电解质紊乱，出现低钠、低氯和低钾血症。

(2)β受体阻滞剂。①患者自觉症状：疲乏、肢体冷感、激动不安、胃肠不适等症状。②心动过缓或传导阻滞：因药物可抑制心肌收缩力、减慢心率，引起心动过缓或传导阻滞。③反跳现象:长期服用该药患者突然停药可发生反跳现象,即原有的症状加重或出现新的表现,较常见的有血压反跳性升高,伴头痛、焦虑等,称为撤药综合征。④液体潴留:可表现为体重增加、凹陷性水肿。

(3)钙通道阻滞剂。①监测心率和心律的变化:二氢吡啶类钙通道阻滞剂可反射性激活交感神经,导致心率增加,发生心动过速。而非二氢吡啶类钙通道阻滞剂具有抑制心脏收缩功能和传导功能,有导致传导阻滞的不良反应。②其他体征:可引起面部潮红、脚踝部水肿、牙龈增生等。

(4)血管紧张素转换酶抑制剂。①患者自觉症状:持续性干咳、头晕、皮疹、味觉障碍及血管神经性水肿等情况。②高血钾:长期应用该类药物可能导致血钾升高,应定期监测血钾和血肌酐的水平。③肾功能的损害:定期监测肾功能。

(5)血管紧张素Ⅱ受体阻滞剂。①患者自觉症状:有无腹泻等症状。②高血钾:长期应用该类药物可能导致血钾升高,应定期监测血钾和血肌酐的水平。③肾功能的损害:定期监测肾功能。

(6)α受体阻滞剂:如直立性低血压,服用该类药物的患者可出现直立性晕厥现象,测量坐、立位血压是否差异过大。

(三)主要护理诊断

1.疼痛

头痛与血压升高有关。

2.有受伤的危险

与头晕、视力模糊、意识改变或发生直立性低血压有关。

3.营养失调

高于机体需要量与摄入过多、缺少运动有关。

4.焦虑

与血压控制不满意、已发生并发症有关。

5.知识缺乏

缺乏疾病预防、保健知识和高血压用药知识。

6.潜在并发症

(1)高血压急症:与血压突然/显著升高并伴有靶器官损害有关。

(2)电解质紊乱:与长期应用降压药有关。

(四)护理措施

1.控制体重

超重和肥胖是导致血压升高的重要原因,而以腹部脂肪堆积为典型特征的向心性肥胖还会进一步增加高血压等心血管与代谢性疾病的风险，适当控制体重，减少脂肪含量，可显著降低血压。最有效的减重措施是控制能量摄入和增加运动。减重的速度因人而异，通常以每周减重 0.5～1.0 kg 为宜。

2.合理饮食

合理饮食是控制体重的重要手段。高血压患者饮食需遵循平衡膳食的原则，控制高热量食物的摄入，如高脂肪食物、含糖饮料和酒类等；适当控制碳水化合物的摄入；减少钠盐的摄入。

钠盐可显著升高血压，增加高血压发病的风险，而钾盐可对抗钠盐升高血压的作用。世界卫生组织推荐每天钠盐摄入量应少于 5 g。高血压患者应尽可能减少钠盐的摄入，增加食物中钾盐的含量。烹调高血压患者的食物尽可能减少用盐、味精和酱油等调味品，可使用定量的盐勺；少食或不食含钠盐高的各类加工食品，如咸菜、火腿和各类炒货等；增加蔬菜、水果的摄入量；肾功能良好者可使用含钾的烹调用盐。

3.制订康复运动计划

合理的运动计划不但能控制体重，降低血压，还能改善糖代谢。在运动方面应采用有规律的、中等强度的有氧运动。建议每天体力活动 30 分钟左右，每周至少进行 3 次有氧锻炼，如步行、慢跑、骑车、游泳、跳舞和非比赛性划船等。运动强度指标为运动时最大心率达到(170－年龄)，运动的强度、时间和频度以不出现不适反应为度。

典型的运动计划包括 3 个阶段：①5～10 分钟的轻度热身活动；②20～30 分钟的耐力活动或有氧运动；③放松运动 5 分钟，逐渐减少用力，使心脑血管系统的反应和身体产热功能逐渐稳定下来。运动的形式和运动量均应根据个人的兴趣和身体状况而定。

4.监测血压的变化

血压测量是评估血压水平、诊断高血压和观察降压疗效的主要手段。在临床工作中主要采用诊室血压和动态血压监测。家庭血压监测因其可以测量长期血压变异、避免白大衣效应等作用越来越受到大家的重视。

(1)诊室血压监测：由医护人员在诊室按统一规范进行测量，是目前评估血压水平和临床诊断高血压并进行分级的标准方法和主要依据。具体方法和要求如下：①选择符合计量标准的水银柱血压计或经过验证的电子血压计。②使用大小合适的气囊袖带。③测压前患者至少安静休息 5 分钟，30 分钟内禁止吸烟、饮咖啡或茶，并排空膀胱。④测量时最好裸露上臂，上臂与心脏处于同一水平。怀疑有外周血管病者可测量四肢血压，老年人、糖尿病患者及有直立性低血压情况的应加测立、卧位血压。⑤袖带下缘在肘弯上 2.5 cm，听诊器听件置于肱动脉搏动处。⑥使用水银柱血压计时，应快速充气，当桡动脉搏动消失后将气囊压力再升高 4.0 kPa(30 mmHg)，缓慢放气，获得舒张压后快速放气至零。⑦应间隔 1～2 分钟重复测量，取 2 次读数的平均值记录。如果 2 次读数相差 0.7 kPa(5 mmHg)以上，应再次测量，取 3 次读数的平均值。

(2)动态血压监测：通过自动的血压测量仪器完成，测量次数较多，无测量者误差，可避免白大衣效应，并可监测夜间睡眠期间的血压。因此，可评估血压短时变异和昼夜节律。

(3)家庭血压监测：家庭血压监测又称自测血压或家庭自测血压，是由患者本人或家庭成员协助完成测量，可避免白大衣效应。家庭血压监测还可用于评估数天、数周甚至数月、数年血压的长期变异或降压治疗效应，而且有助于增强患者的参与意识，改善治疗依从性，但不适用于精神高度焦虑的患者。

5.降压目标的确立

帮助患者确立降压目标。在患者能耐受的情况下，逐步降压达标。一般高血压患者血压控制目标值应＜18.7/12.0 kPa(140/90 mmHg)；如合并稳定性冠心病、糖尿病或慢性肾病的患者宜确立个体化降压目标，一般可将血压降为 17.3/10.7 kPa(130/80 mmHg)以下，脑卒中后高血压患者一般血压目标＜18.7 kPa(140 mmHg)；老年高血压降压目标收缩压＜20.0 kPa(150 mmHg)；对舒张压低于 8.0 kPa(60 mmHg)的冠心病患者，应在密切监测血压的前提下逐渐实现收缩压达标。

6.用药护理

需要使用降压药物的患者：高血压 2 级或以上患者；高血压合并糖尿病或已有心、脑、肾靶器官损害和并发症患者；凡血压持续升高，改善生活行为后血压仍未获得有效控制者。从心血管危险分层的角度，高危和极高危患者必须使用降压药物强化治疗。

应严格按医嘱用药，并注意观察常用药的毒副反应，发现问题及时处理，控制输液速度等。

7.高血压急症的护理

(1)避免诱因：安抚患者，避免情绪激动，保持轻松、稳定心态，必要时使用镇静剂。指导其按医嘱服用降压药，不可擅自减量或停服，以免血压急剧升高。另外，避免过度劳累和寒冷刺激。

(2)病情监测:监测血压变化,一旦发现有高血压急症的表现,如血压急剧升高、剧烈头痛、呕吐、大汗、视力模糊、面色及神志改变、肢体运动障碍等,应立即通知医师。

(3)高血压急症的护理:绝对卧床,抬高床头,避免一切不良刺激和不必要活动,协助生活护理。保持呼吸道通畅,吸氧。进行心电、血压和呼吸监测,建立静脉通道并遵医嘱用药,用药过程中监测血压变化,避免血压骤降。应用硝普钠、硝酸甘油时采用静脉泵入方式,密切观察药物不良反应。

8.心理护理

长期、过度的心理应激会显著增加心血管风险。应向患者阐述不良情绪可诱发血压升高,帮助患者预防和缓解精神压力,纠正和治疗病态心理,必要时可寻求专业心理辅导或治疗。

9.健康教育

(1)疾病知识指导:让患者了解自身病情,包括血压水平、危险因素及合并疾病等。告知患者高血压的风险和有效治疗的益处。对患者及家属进行高血压相关知识指导,提高护患配合度。

(2)饮食指导:宜清淡饮食,控制能量摄入。营养均衡,减少脂肪摄入,少吃或不吃肥肉和动物内脏。控制钠盐的摄入,增加钾盐的摄入,学会正确烹调食物的要领,并选用定量盐勺。

(3)戒烟限酒:吸烟是心血管病的主要危险因素之一,可导致血管内皮损害,显著增加高血压患者发生动脉粥样硬化性疾病的风险。应强烈建议并督促高血压患者戒烟,并指导患者寻求药物辅助戒烟。长期大量饮酒可导致血压升高,限制饮酒量可显著降低高血压的发病风险。所有高血压患者均应控制饮酒量,每天饮酒量白酒、葡萄酒、啤酒的量分别应少于 50 mL、100 mL 和 300 mL。

(4)适当运动计划:学会制订适当的运动计划,并能自我监测最大运动心率,控制运动强度,按运动计划的三个阶段实施运动。

(5)用药原则:按时、正确服用相关药物,让患者了解常用药物不良反应及自我观察要点。

(6)家庭血压监测:教会患者出院后进行血压的自我监测,提倡进行家庭血压监测,每次就诊携带监测记录。家庭血压监测适用于:一般高血压患者的血压监测、白大衣高血压识别、难治性高血压的鉴别、评价长期血压变异、辅助降压疗效评价,以及预测心血管风险及评估预后等。

对患者进行家庭血压监测的相关知识和技能培训:①使用经过验证的上臂

式全自动或半自动电子血压计。②测量方案：每天早晚各测1次，每次2～3遍，取平均值；血压控制平稳者可每周只测1天，初诊高血压或血压不稳定的高血压患者，建立连续测血压7天，取后6天血压平均值作为参考值。③详细记录每次测量血压的日期、时间及所有血压读数，尽可能向医师提供完整的血压记录。

(7)及时就诊的指标：①血压过高或过低。②出现弥漫性严重头痛、呕吐、意识障碍、精神错乱，甚至昏迷、局灶性或全身性抽搐。③高血压急症和亚急症。④出现脑血管病、心力衰竭、肾衰竭的表现。⑤突发剧烈而持续且不能耐受的胸痛，两侧肢体血压及脉搏明显不对称，严重怀疑主动脉夹层动脉瘤。⑥随访时间：依据心血管风险分层，低危或仅服1种药物治疗者每1～3个月随诊1次；新发现的高危或较复杂病例、高危者至少每2周随诊1次；血压达标且稳定者每个月随诊1次。

(五)护理效果评估

(1)患者头痛减轻或消失，食欲增加。

(2)患者情绪稳定，了解自身疾病，并能积极配合治疗。服药依从性好，血压控制在降压目标范围内。

(3)患者能主动养成良好的生活方式。

(4)患者掌握家庭血压监测的方法，有效记录监测数据并提供给医护人员。

(5)患者未受伤。

(6)患者未发生相关并发症，或并发症发生后能得到及时治疗与护理。

二、心律失常

正常心律起源于窦房结，并沿正常房室传导系统顺序激动心房和心室，频率为60～100次/分(成人)，节律基本规则。心律失常是指心脏冲动的起源、频率、节律、传导速度和传导顺序等异常。

(一)分类

心律失常按其发生机制分为冲动形成异常和冲动传导异常两大类。

1.冲动形成异常

(1)窦性心律失常：①窦性心动过速；②窦性心动过缓；③窦性心律不齐；④窦性停搏等。

(2)异位心律。①主动性异位心律：期前收缩(房性、房室交界性、室性)、阵发性心动过速(房性、房室交界性、室性)、心房扑动、心房颤动、心室扑动、心室颤动。②被动性异位心律：逸搏(房性、房室交界性、室性)、逸搏心律(房性、房室交

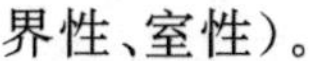

界性、室性)。

2.冲动传导异常

(1)生理性:干扰及房室分离。

(2)病理性:①窦房传导阻滞;②房内传导阻滞;③房室传导阻滞;④室内传导阻滞(左、右束支及左束支分支传导阻滞)。

此外,临床上依据心律失常发作时心率的快慢,将心律失常分为快速性心律失常和缓慢性心律失常。

(二)病因及发病机制

1.生理因素

健康人均可发生心律失常,特别是窦性心律失常和期前收缩等。情绪激动、精神紧张、过度疲劳、大量吸烟、饮酒、喝浓茶或咖啡等常为诱发因素。

2.器质性心脏病

各种器质性心脏病是引发心律失常的最常见原因,以冠状动脉粥样硬化性心脏病(简称冠心病)、心肌病、心肌炎、风湿性心脏病多见,尤其是发生心力衰竭或心肌梗死时。

3.非心源性疾病

除心脏病外,其他系统的严重疾病,均可引发心律失常,如急性脑血管病、甲状腺功能亢进、慢性阻塞性肺疾病等。

4.其他

电解质紊乱(低钾血症、低钙血症、高钾血症等)、药物作用(洋地黄、肾上腺素等)、心脏手术或心导管检查、中暑、电击伤等均可引发心律失常。

心律失常发生的基本原理是由于多种原因引起心肌细胞的自律性、兴奋性、传导性改变,导致心脏冲动形成异常、冲动传导异常,或两者兼而有之。

(三)诊断要点

通过病史、体征可以作出初步判定。确定心律失常的类型主要依靠心电图,某些心律失常尚需做心电生理检查。

1.病史

心律失常的诊断应从详尽采集病史入手,让患者客观描述发生心悸等症状时的感受。症状的严重程度取决于心律失常对血流动力学的影响,轻者可无症状或出现心悸、头晕;严重者可诱发心绞痛、心力衰竭、晕厥甚至猝死,增加心血管病死亡的危险性。

2.体格检查

体格检查包括心脏视诊、触诊、叩诊、听诊的全面检查，并注意检查患者的神志、血压、脉搏频率及节律。

3.辅助检查

心电图是诊断心律失常最重要的一项无创性检查技术。应记录多导联心电图，并记录能清楚显示P波导联的心电图长条以备分析，通常选择Ⅱ或 V_1 导联。其他辅助诊断的检查还有动态心电图、运动试验和食管心电图等。临床心电生理检查，如食管心房调搏检查、心室内心电生理检查对明确心律失常的发病机制、治疗、预后均有很大帮助。

(四)各种心律失常的概念、临床意义及心电图特点

1.窦性心律失常

正常心脏起搏点位于窦房结，由窦房结发出冲动引起的心律称窦性心律，成人频率为 60～100 次/分。正常窦性心律心电图的特点(图 2-1)：①P 波在Ⅰ、Ⅱ、aVF 导联直立，aVR 导联倒置。②PR 间期0.12～0.20 秒。③PP 间期之差＜0.12 秒。窦性心律的频率可因年龄、性别、体力活动等不同有显著差异。

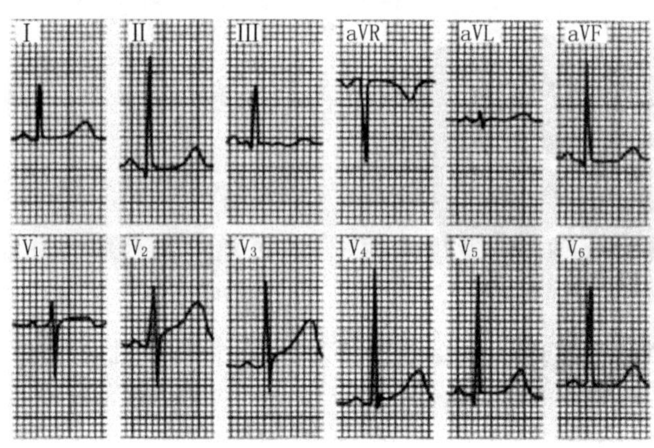

图 2-1　正常窦性心律心电图

(1)窦性心动过速：①成人窦性心律的频率超过 100 次/分，称为窦性心动过速，其心率的增快和减慢是逐渐改变的；②心电图特点(图 2-2)为窦性心律，PP 间期＜0.60 秒，成人频率大多在 100～180 次/分；③窦性心动过速一般不需特殊治疗。治疗主要针对原发病和去除诱因，必要时可应用 β 受体阻滞剂(如普萘洛尔)或镇静剂(如地西泮)。

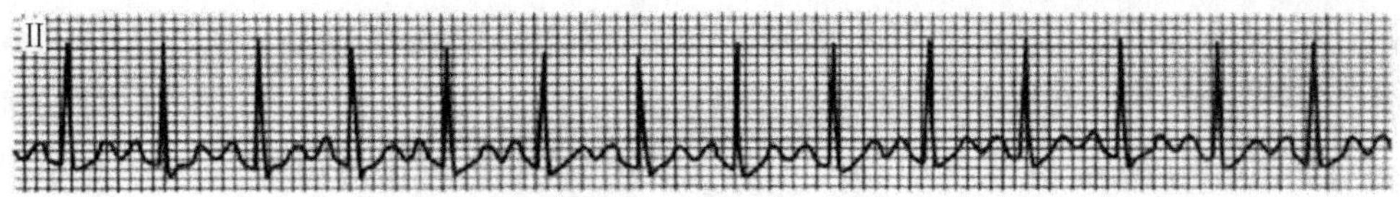

图 2-2 窦性心动过速

(2)窦性心动过缓:①成人窦性心律的频率低于 60 次/分,称为窦性心动过缓;②心电图特点(图 2-3)为窦性心律,PP 间期>1.0 秒,常伴窦性心律不齐,即 PP 间期之差>0.12 秒;③无症状的窦性心动过缓通常无须治疗。因心率过慢出现头晕、乏力等心排血量不足症状时,可用阿托品、异丙肾上腺素等药物,必要时需进行心脏起搏治疗。

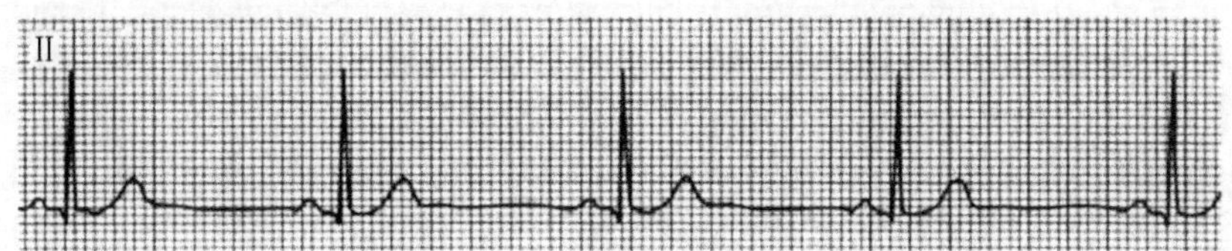

图 2-3 窦性心动过缓

(3)窦性停搏:①窦性停搏是指窦房结冲动形成暂停或中断,导致心房及心室活动相应暂停的现象,又称窦性静止;②心电图特点(图 2-4)为一个或多个 PP 间期显著延长,而长 PP 间期与窦性心律的基本 PP 间期之间无倍数关系,其后可出现交界性或室性逸搏;③窦性停搏可由迷走神经张力增高或洋地黄、胺碘酮、钾盐、乙酰胆碱等药物,高钾血症、心肌炎、心肌病、冠心病等引起。临床症状轻重不一,轻者无症状或偶尔出现心搏暂停,重者可发生阿-斯综合征甚至死亡。

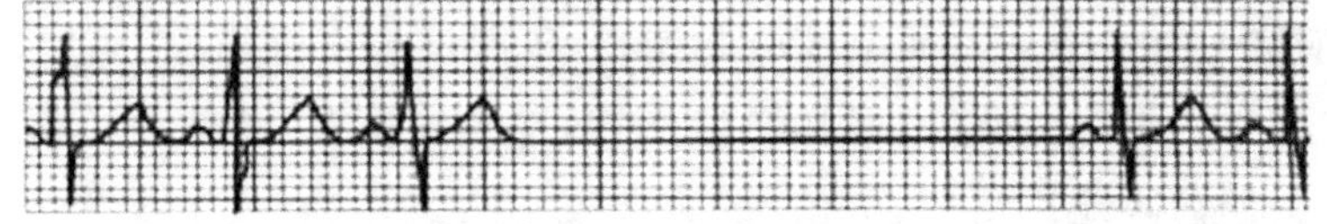
图 2-4 窦性停搏

(4)病态窦房结综合征:①病态窦房结综合征简称病窦综合征,是由窦房结及其邻近组织病变引起的窦房结起搏功能和(或)窦房结传导功能障碍,从而产生多种心律失常的综合表现。②病窦综合征常见病可见于冠心病、心肌病、心肌炎,亦可见于结缔组织病、代谢性疾病及家族性遗传性疾病等,少数病因不明。主要临床表现为心动过缓所致脑、心、肾等脏器供血不足症状,尤以脑供血不足症状为主。轻者表现为头晕、心悸、乏力、记忆力减退等,重者可发生短暂晕厥或阿-斯综合征。部分患者合并短阵室上性快速性心律失常发作，进而可出现心悸、心绞痛或心力衰竭。③心电图特点（图 2-5）：a.持续而显著的窦性心动过缓（<50 次/分）；b.窦性停搏和（或）窦房传导阻滞；c.窦房传导阻滞与房室传导阻滞并存；d.心动过缓-心动过速综合征，又称慢-快综合征，是指心动过缓与房性快速性心律失常（如房性心动过速、心房扑动、心房颤动）交替发作，房室交界性逸搏心律。④积极治疗原发疾病：无症状者，不必给予治疗，仅需定期随访观察；反复出现严重症状及心电图>3 秒长间歇者宜首选安装人工心脏起搏器。慢-快综合征应用起搏器治疗后，患者仍有心动过速发作，则可同时用药物控制快速性心律失常发作。

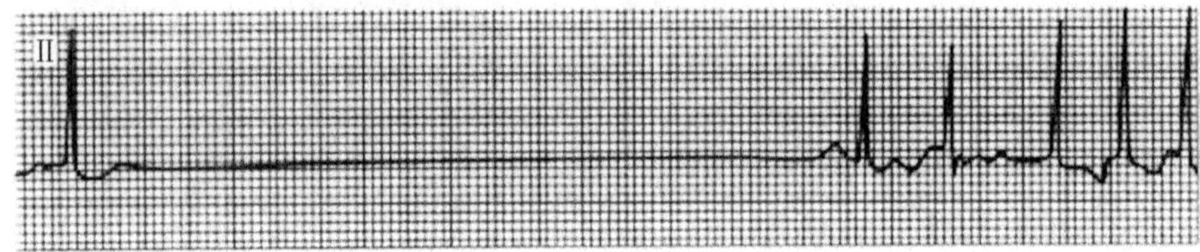

图 2-5 病态窦房结综合征（慢-快综合征）

2.期前收缩

期前收缩是指窦房结以外的异位起搏点发出的过早冲动引起的心脏搏动。根据异位起搏点的部位不同可分为房性、房室交界性和室性。期前收缩可偶发或频发，如每个窦性搏动后出现一个期前收缩，称为二联律；每两个窦性搏动后出现一个期前收缩，称为三联律。在同一导联上如室性期前收缩的形态不同，称为多源性室性期前收缩。

期前收缩可见于健康人，其发生与情绪激动，过度疲劳，过量吸烟，过量饮酒或浓茶、咖啡等有关。冠心病急性心肌梗死、风湿性心瓣膜病、心肌病、心肌炎等各种心脏病常可引起。此外，药物毒性作用，电解质紊乱，心脏手术或心导管检查均可引起期前收缩。

（1）临床意义：偶发的期前收缩一般无症状，部分患者可有漏跳的感觉。频发的期前收缩由于影响心排血量，可引起头痛、乏力、晕厥等；原有心脏病者可诱发或加重心绞痛或心力衰竭。听诊心律不规则，期前收缩的第一心音增强，第二心音减弱或消失。脉搏触诊可发现脉搏脱落。

（2）心电图特点。①房性期前收缩（图 2-6）：提前出现的房性异位 P 波，其形态与同导联窦性 P 波不同；PR 间期>0.12 秒；P 波后的 QRS 波群有三种可能：与窦性心律的 QRS 波群相同、因室内差异性传导出现宽大畸形的 QRS 波群、提前出现的 P 波后无 QRS 波群，称为未下传的房性期前收缩；多数为不完全性代偿间歇(即期前收缩前后窦性 P 波之间的时限常短于 2 个窦性 PP 间期)。②房室交界性期前收缩(图 2-7)：提前出现的 QRS 波群，其形态与同导联窦性心律 QRS 波群相同，或因室内差异性传导而变形。逆行 P 波(Ⅰ、Ⅱ、aVF 导联倒置，aVR 导联直立)有三种可能：P 波位于 QRS 波群之前，PR 间期＜0.12 秒；P 波位于 QRS 波群之后，PR 间期＜0.20 秒；P 波埋于 QRS 波群中，QRS 波群之前后均看不见 P 波。多数为完全性代偿间期(即期前收缩前后窦性 P 波之间的时限等于 2 个窦性 PP 间期)。③室性期前收缩(图 2-8)：提前出现的 QRS 波群宽大畸形，时限＞0.12 秒；QRS 波群前无相关的 P 波；T 波方向与 QRS 波群主波方向相反；多数为完全性代偿间歇。

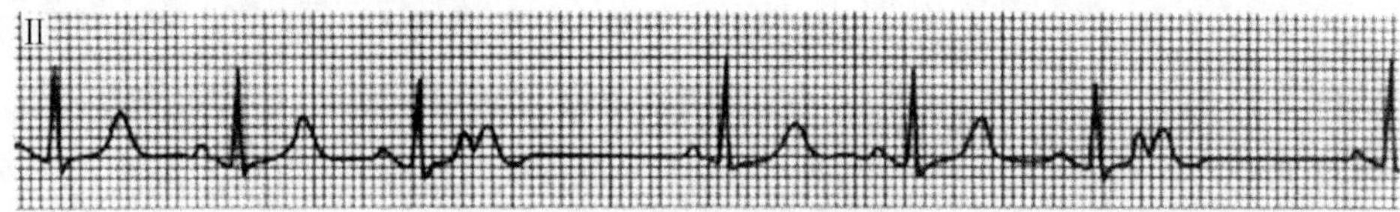

图 2-6　房性期前收缩

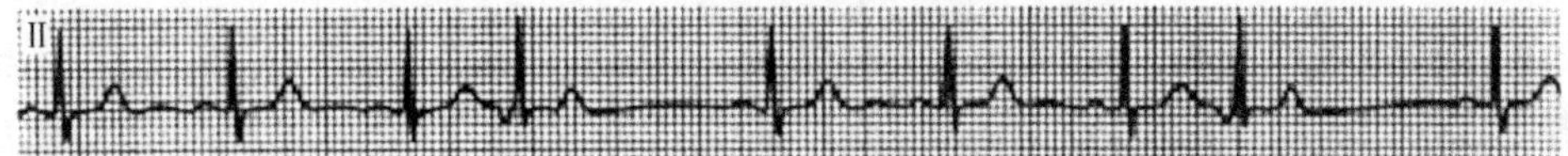

图 2-7　房室交界性期前收缩

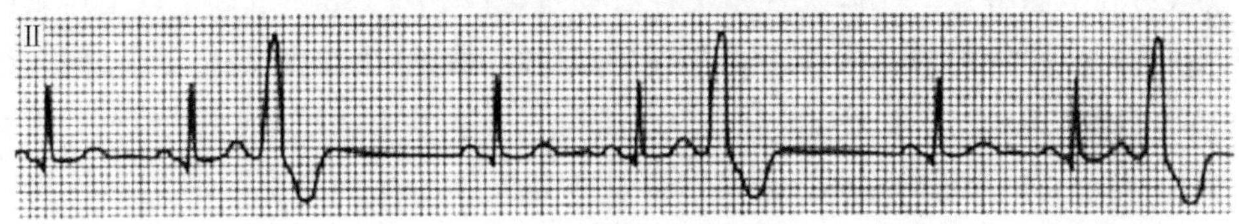

图 2-8　室性期前收缩

(3)治疗要点。①病因治疗：积极治疗原发病，解除诱因。如改善心肌供血，控制心肌炎症，纠正电解质紊乱，避免情绪激动或过度疲劳等。②药物治疗：无明显自觉症状或偶发的期前收缩者，一般无须抗心律失常药物治疗，可酌情使用镇静剂，如地西泮等。如频繁发作，症状明显或有器质性心脏病者，必须积极治疗。根据期前收缩的类型选用不同的药物。房性期前收缩、交界性期前收缩可选用维拉帕米、普罗帕酮、莫雷帕酮或 β 受体阻滞剂等药物。室性期前收缩选用 β 受体阻滞剂、美西律、普罗帕酮、莫雷帕酮等药物。③其他：急性心肌梗死早期发生的室性期前收缩可选用利多卡因；洋地黄中毒引起的室性期前收缩者首选苯妥英钠。

3.阵发性心动过速

阵发性心动过速是一种阵发性快速而规律的异位心律，是由 3 个或 3 个以上连续发生的期前收缩形成，根据异位起搏点的部位不同可分为房性、房室交界性和室性阵发性心动过速。由于房性、房室交界性阵发性心动过速在临床上难以区别，故统称为阵发性室上性心动过速。阵发性室上性心动过速常见于无器质性心脏病者，其发作与体位改变、情绪激动、过度疲劳、烟酒过量等有关。阵发性室性心动过速多见于心肌病变广泛而严重的患者，如冠心病发生急性心肌梗死时；其次是心肌病、心肌炎、二尖瓣脱垂、心瓣膜病等。

(1)临床意义：①阵发性室上性心动过速突然发作、突然终止，持续时间长短不一。发作时患者常有心悸、焦虑、紧张、乏力，甚至诱发心绞痛、心功能不全、晕厥或休克。症状轻重取决于发作时的心率、持续时间和有无心脏病变等。听诊：心律规则，心率 150～250 次/分，心尖部第一心音强度不变。②阵发性室性心动过速症状轻重取决于室速发作的频率、持续时间、有无器质性心脏病及心功能状况。非持续性室速(发作时间＜30 秒)患者通常无症状或仅有心悸；持续性室速患者常伴明显血流动力学障碍与心肌缺血，可出现低血压、晕厥、心绞痛、休克或急性肺水肿。听诊心律略不规则，心率常在100～250 次/分。如发生完全性房室分离，则第一心音强度不一致。

(2)心电图特点。①阵发性室上性心动过速(图 2-9)：3 个或 3 个以上连续而迅速的室上性期前收缩，频率范围为150～250 次/秒，节律规则；P 波不易分辨；绝大多数患者 QRS 波群形态与时限正常。②阵发性室性心动过速(图 2-10)：3 个或 3 个以上连续而迅速的室性期前收缩，频率范围为100～250 次/分，节律较规则或稍有不齐；QRS 波群形态畸形，时限＞0.12 秒，有继发 ST-T 改变；如有 P 波，则 P 波与 QRS 波无关，且其频率比 QRS 频率缓慢；常可见心室夺获与室性融合波。

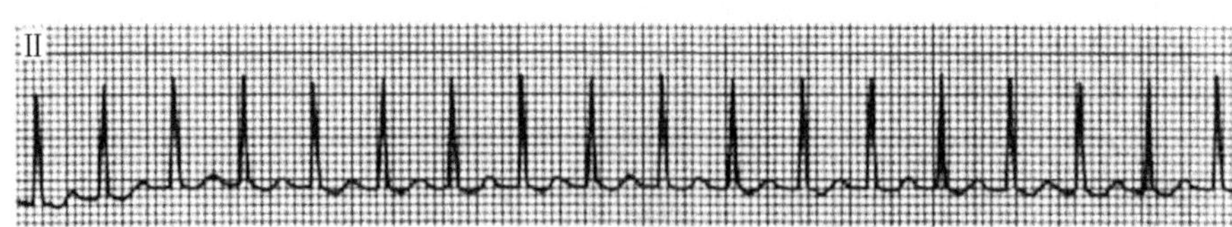

图 2-9　阵发性室上性心动过速

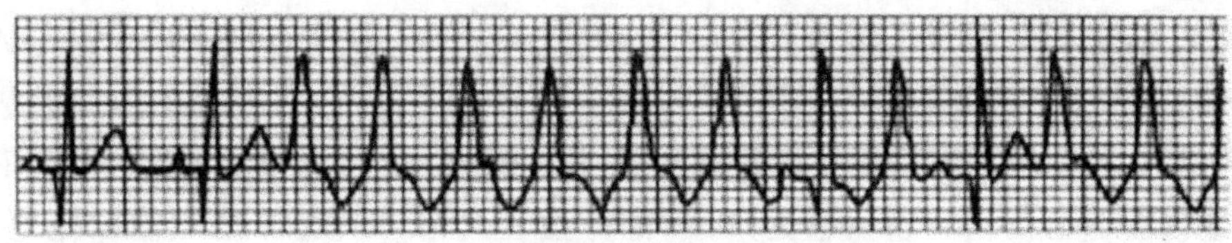

图 2-10 阵发性室性心动过速

(3)治疗要点。

阵发性室上性心动过速。①急性发作时治疗:刺激迷走神经可起到减慢心率、终止发作的作用。方法包括刺激悬雍垂诱发恶心、呕吐;深吸气后屏气,再用力做呼气动作(Valsalva 动作);颈动脉窦按摩等。上述方法可重复多次使用。药物终止发作:当刺激迷走神经无效时,可采用维拉帕米或三磷酸腺苷静脉注射。②预防复发。除避免诱因外,发作频繁者可选用地高辛、长效钙通道阻滞剂、长效普萘洛尔等药物。③对于反复发作或药物治疗无效者,可考虑施行射频消融术。该方法具有安全、迅速、有效且能治愈心动过速的优点,可作为预防发作的首选方法。

阵发性室性心动过速:由于室性心动过速多发生于器质性心脏病者,往往导致血流动力学障碍,甚至发展为心室颤动,应严密观察予以紧急处理,终止其发作。一般遵循的原则:无器质性心脏病者发生的非持续性室性心动过速,如无症状,无须进行治疗;持续性室性心动过速发作,无论有无器质性心脏病,均应给予治疗;有器质性心脏病的非持续性室性心动过速亦应考虑治疗。药物首选利多卡因,静脉注射 100 mg,有效后可予以静脉滴注维持。其他药物如普罗帕酮、胺碘酮也有疗效。如使用上述药物无法终止发作,且患者已出现低血压、休克、脑血流灌注不足等危险表现,应立即给予同步直流电复律。

4.扑动与颤动

当自发性异位搏动的频率超过阵发性心动过速的范围时,形成扑动或颤动。根据异位起搏点的部位不同可分为心房扑动与心房颤动;心室扑动与心室颤动。心房颤动是成人最常见的心律失常之一,远较心房扑动多见,二者发病率之比为(10～20):1,绝大多数见于各种器质性心脏病,其中以风湿性心瓣膜病最为常见。心室扑动与心室颤动是最严重的致命性心律失常,心室扑动多为心室颤动的前奏,而心室颤动则是导致心源性猝死的常见心律失常,也是心脏病或其他疾病临终前的表现。

(1)临床意义。①心房扑动与心房颤动:心房扑动和心房颤动的症状取决于有无器质性心脏病、基础心功能及心室率的快慢。如心室率不快且无器质性心脏病者可无症状；心室率快者可有心悸、胸闷、头晕、乏力等。心房颤动时心房有效收缩消失，心排血量减少 25%～30%，加之心室率增快，对血流动力学影响较大，导致心排血量、冠状循环及脑部供血明显减少，引起心力衰竭、心绞痛或晕厥；还易引起心房内附壁血栓的形成，部分血栓脱落可引起体循环动脉栓塞，以脑栓塞最常见。体检时心房扑动的心室律可规则或不规则。心房颤动时，听诊第一心音强弱不等，心室律绝对不规则；心室律较快时，脉搏短绌（脉率慢于心率）明显。②心室扑动与心室颤动：心室扑动和心室颤动对血流动力学的影响均等于心室停搏，其临床表现无差别。二者具有下列特点：意识突然丧失，常伴有全身抽搐，持续时间长短不一；心音消失，脉搏触不到，血压测不出；呼吸不规则或停止；瞳孔散大，对光反射消失。

（2）心电图特点。①心房扑动心电图特征（图 2-11）：P 波消失，代之以 250～350 次/分，间隔均匀，形状相似的锯齿状心房扑动波（F 波）；F 波与 QRS 波群成某种固定的比例，最常见的比例为2∶1 房室传导，有时比例关系不固定，则引起心室律不规则；QRS 波群形态一般正常，伴有室内差异性传导者 QRS 波群可增宽、变形。②心房颤动心电图特征（图 2-12）：P 波消失，代之以大小不等、形态不一、间期不等的心房颤动波（f 波），频率为 350～600 次/分；RR 间期绝对不等；QRS 波群形态通常正常，当心室率过快，发生室内差异性传导时，QRS 波群增宽、变形。③心室扑动的心电图特点（图 2-13）：P-QRS-T 波群消失，代之以 150～300 次/分波幅大而较规则的正弦波（心室扑动波）图形。④心室颤动的心电图特点（图 2-14）：P-QRS-T 波群消失，代之以形态、振幅与间隔绝对不规则的颤动波（心室颤动波），频率为 150～500 次/分。

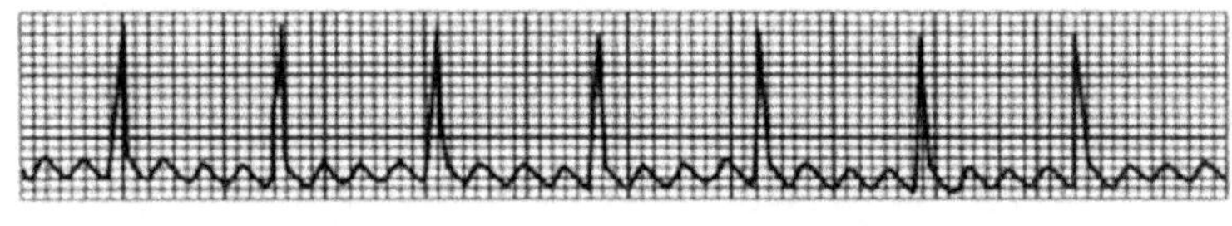

图 2-11　心房扑动（2∶1 房室传导）

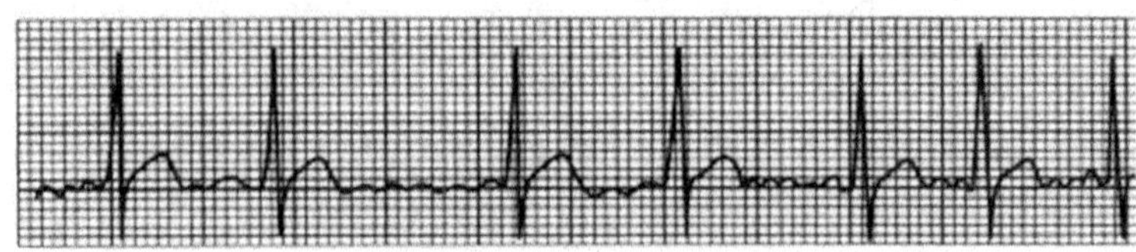

图 2-12　心房颤动

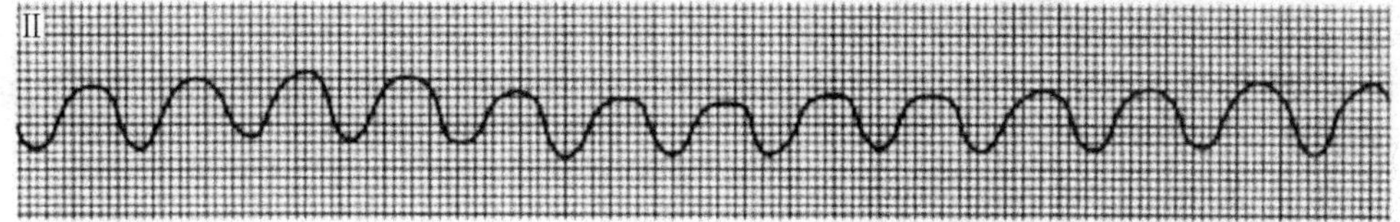

图 2-13　**心室扑动**

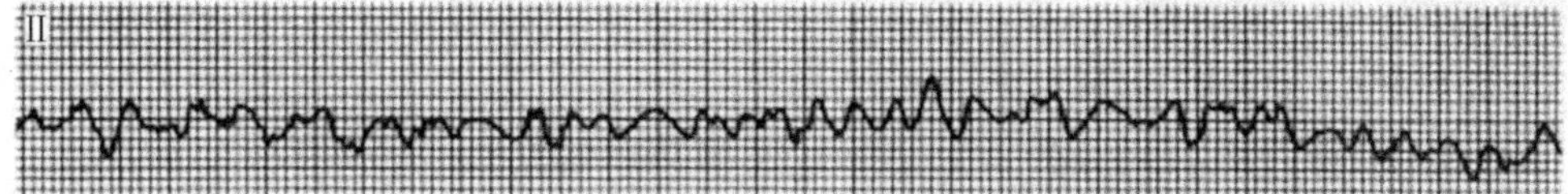

图 2-14　**心室颤动**

(3)治疗要点。①心房扑动和颤动:心房扑动或心房颤动伴有较快心室率时,可使用洋地黄类药物减慢心室率,以保持血流动力学的稳定,此法可以使有些心房扑动或心房颤动转为窦性心律。其他药物如维拉帕米、地尔硫䓬等也能起到终止心房扑动、心房颤动的作用。对于持续性心房颤动的患者,符合条件者可采用药物如奎尼丁、胺碘酮等进行复律。无效时可使用电复律。②心室扑动和颤动:心室扑动或心室颤动发生后,如果不迅速采取抢救措施,患者一般在3～5分钟死亡,因此必须争分夺秒,尽快恢复有效心律。一旦心电监测确定为心室扑动或颤动时,立即采用除颤器进行非同步直流电除颤,同时配合胸部按压及人工呼吸等心肺复苏术,并经静脉注射利多卡因和其他复苏药物如肾上腺素等。

5.房室传导阻滞

房室传导阻滞是指冲动从心房传到心室的过程中,冲动传导的延迟或中断。根据病因不同,其阻滞部位可发生在房室结、房室束及束支系统内,按阻滞程度可分为 3 类。房室传导阻滞常见于器质性心脏病,偶尔一度和二度Ⅰ型房室传导阻滞可见于健康人,与迷走神经张力过高有关。

(1)临床意义。①一度房室传导阻滞:指传导时间延长(PR 间期延长);患者多无自觉症状,听诊时第一心音可略为减弱。②二度房室传导阻滞:指心房冲动部分不能传入心室(心搏脱漏);心搏脱漏仅偶尔出现时,患者多无症状或偶有心悸,如心搏脱漏频繁心室率缓慢时,可有乏力、头晕甚至短暂晕厥;听诊有心音脱漏,触诊脉搏脱落,若为 2∶1 传导阻滞,则可听到慢而规则的心室率。③三度房室传导阻滞:指心房冲动全部不能传入心室。患者症状取决于心室率的快慢,如心室率过慢,心排血量减少,导致心脑供血不足,可出现头晕、疲乏、心绞痛、心力衰竭等，如心室搏动停顿超过 15 秒可引起晕厥、抽搐，即阿-斯综合征发生，严重者可猝死；听诊心律慢而规则，心室率多为 35～50 次/分，第一心音强弱不等，间或闻及心房音及响亮清晰的第一心音（大炮音）。

（2）心电图特点。

一度房室传导阻滞心电图特征（图 2-15）：①PR 间期延长，成人＞0.20 秒（老年人＞0.21 秒）；②每个 P 波后均有 QRS 波群。

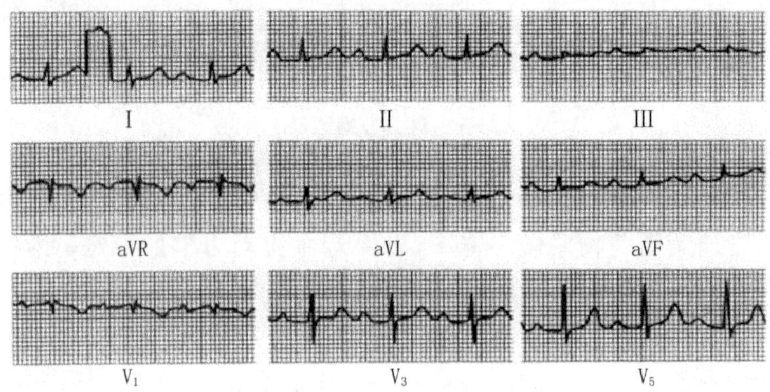

图 2-15　一度房室传导阻滞

二度房室传导阻滞：按心电图表现可分为Ⅰ型和Ⅱ型。①二度Ⅰ型房室传导阻滞心电图特征（图 2-16）：PR 间期在相继的心搏中逐渐延长，直至发生心室脱漏，脱漏后的第一个 PR 间期缩短，如此周而复始；相邻的 RR 间期进行性缩短，直至 P 波后 QRS 波群脱漏；心室脱漏造成的长 RR 间期小于两个 PP 间期之和。②二度Ⅱ型房室传导阻滞心电图特征（图 2-17）：PR 间期固定不变（可正常或延长）；数个 P 波之后有一个 QRS 波群脱漏，形成 2∶1、3∶1、3∶2 等不同比例房室传导阻滞；QRS 波群形态一般正常，亦可有异常。二度Ⅱ型房室传导阻滞下传比例≥3∶1 时，称为高度房室传导阻滞。

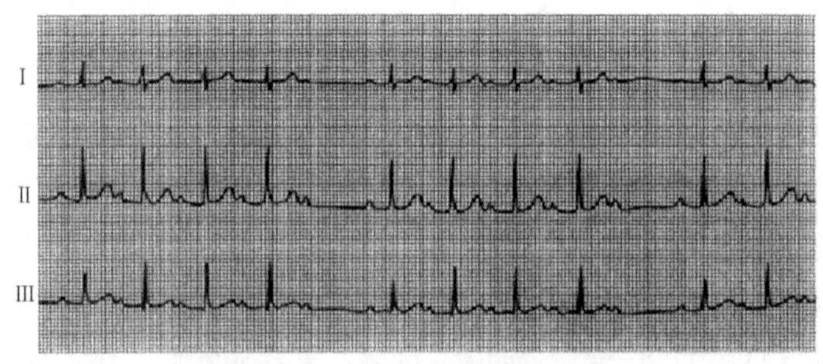

图 2-16　二度Ⅰ型房室传导阻滞

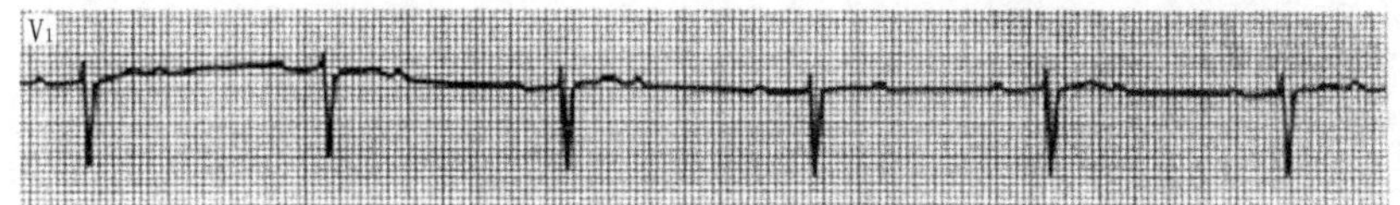

图 2-17 二度Ⅱ型房室传导阻滞

三度房室传导阻滞心电图特征(图 2-18):①P 波与 QRS 波群各有自己的规律,互不相关,呈完全性房室分离。②心房率>心室率。③QRS 波群形态和时限取决于阻滞部位,如阻滞位于希氏束及其附近,心室率为 40~60 次/分,QRS 波群正常。④如阻滞部位在希氏束分叉以下,心室率可在 40 次/分以下,QRS 波群宽大畸形。

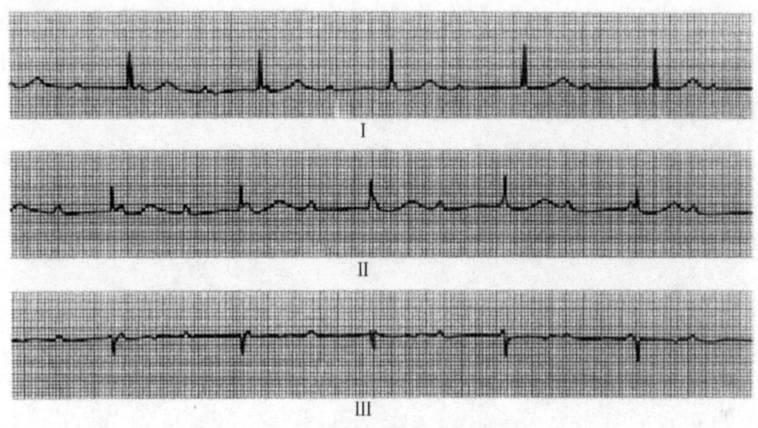

图 2-18 三度房室传导阻滞

(3)治疗要点。①病因治疗:积极治疗引起房室传导阻滞的各种心脏病,纠正电解质紊乱,停用有关药物,解除迷走神经过高张力等。一度或二度Ⅰ型房室传导阻滞,心室率不太慢(>50 次/分)且无症状者,仅需病因治疗,心律失常本身无须进行治疗。②药物治疗:二度Ⅱ型或三度房室传导阻滞,心室率慢并影响血流动力学,应及时提高心室率以改善症状,防止发生阿-斯综合征。常用药物:异丙肾上腺素持续静脉滴注,使心室率维持在60~70 次/分,对急性心肌梗死患者要慎用。阿托品静脉注射,适用于阻滞部位位于房室结的患者。③人工心脏起搏治疗:对心室率低于 40 次/分,症状严重者,特别是曾发生过阿-斯综合征者,应首选安装人工心脏起搏器。

(五)常见护理诊断

1.活动无耐力

与心律失常导致心排血量减少有关。

2.焦虑

与心律失常致心跳不规则、停跳及反复发作、治疗效果不佳有关。

3.潜在并发症

心力衰竭、猝死。

(六)护理措施

1.一般护理

(1)体位与休息:当心律失常发作患者出现胸闷、心悸、头晕等不适时,应采取高枕卧位、半卧位或其他舒适体位,尽量避免左侧卧位。有头晕、晕厥发作或曾有跌倒病史者应卧床休息,加强生活护理。

(2)饮食护理:给予清淡易消化、低脂和富于营养的饮食,且少量多餐,避免刺激性饮料。有心力衰竭患者应限制钠盐摄入,对服用利尿剂者应鼓励多进食富含钾盐的食物,避免出现低钾血症而诱发心律失常。

2.病情观察

(1)评估心律失常可能引起的临床症状,如心悸、乏力、胸闷、头晕、晕厥等,注意观察和询问这些症状的程度、持续时间及给患者日常生活带来的影响。

(2)定期测量心率和心律,判断有无心动过速、心动过缓、期前收缩、心房颤动等心律失常发生。对于心房颤动患者,两名护士应同时测量患者心率和脉率1分钟,并记录,以观察脉短绌的变化发生情况。

(3)心电图检查是判断心律失常类型及检测心律失常病情变化最重要的手段,护士应掌握心电图机的使用方法,在患者心律失常突然发作时及时描记心电图并表明日期和时间。进行24小时动态心电图检查的患者,应嘱其保持平素的生活和活动,并记录症状出现的时间及当时所从事的活动,以利于发现病情及查找病因。

(4)对持续心电监测的患者,应注意观察是否出现心律失常及心律失常的类型、发作次数、持续时间、治疗效果等情况。当患者出现频发、多源性室性期前收缩、R-on-T现象、阵发性室性心动过速、二度Ⅱ型及三度房室传导阻滞时,应及时通知医师。

3.用药护理

严格遵医嘱按时按量应用抗心律失常药物,静脉注射抗心律失常药物时速

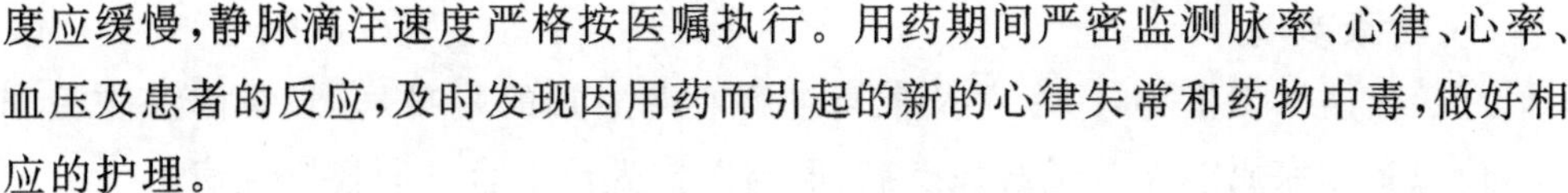

度应缓慢，静脉滴注速度严格按医嘱执行。用药期间严密监测脉率、心律、心率、血压及患者的反应，及时发现因用药而引起的新的心律失常和药物中毒，做好相应的护理。

(1)奎尼丁：毒性反应较重，可致心力衰竭、窦性停搏、房室传导阻滞、室性心动过速等心脏毒性反应，故在给药前要测量血压、心率、心律，如有血压低于12.0/8.0 kPa(90/60 mmHg)，心率慢于60 次/分，或心律不规则者需告知医师。

(2)普罗帕酮：可引起恶心、呕吐、眩晕、视物模糊、房室传导阻滞，诱发和加重心力衰竭等。餐时或餐后服用可减少胃肠道刺激。

(3)利多卡因：有中枢抑制作用和心血管系统不良反应，剂量过大可引起震颤、抽搐，甚至呼吸抑制和心脏停搏等，应注意给药的剂量和速度。对心力衰竭、肝肾功能不全、酸中毒患者和老年人应减少剂量。

(4)普萘洛尔：可引起低血压、心动过缓、心力衰竭等，并可加重哮喘与慢性阻塞性肺疾病。在给药前应测量患者的心率，当心率低于 50 次/分时应及时停药。糖尿病患者可能引起低血糖、乏力。

(5)胺碘酮：可致胃肠道反应、肝功能损害、心动过缓、房室传导阻滞，久服可影响甲状腺功能和引起角膜碘沉着，少数患者可出现肺纤维化，是其最严重的不良反应。

(6)维拉帕米：可出现低血压、心动过缓、房室传导阻滞等。严重心力衰竭、高度房室传导阻滞及低血压者禁用。

(7)腺苷：可出现面部潮红、胸闷、呼吸困难，通常持续时间<1 分钟。

4.特殊护理

当患者发生较严重心律失常时应采取如下护理措施。

(1)嘱患者卧床休息，保持情绪稳定，以减少心肌耗氧量和对交感神经的刺激。

(2)给予鼻导管吸氧，改善因心律失常造成血流动力学改变而引起的机体缺氧。立即建立静脉通道，为用药、抢救做好准备。

(3)准备好纠正心律失常的药物、其他抢救药品及除颤器、临时起搏器等。对突然发生心室扑动或心室颤动的患者，应立即施行非同步直流电除颤。

(4)遵医嘱给予抗心律失常药物，注意药物的给药途径、剂量、给药速度，观察药物的作用效果和不良反应。用药期间严密监测心电图、血压，及时发现因用药而引起的新的心律失常。

5.健康教育

(1)疾病知识指导:向患者及家属讲解心律失常的常见病因、诱因及防治知识,使患者和家属能充分了解该疾病,而与医护人员配合共同控制疾病。

(2)生活指导:快速心律失常患者应改变不良的生活习惯,如吸烟,饮酒、咖啡、浓茶等;避开造成精神紧张激动的环境,保持乐观稳定的情绪,分散注意力,不要过分注意心悸的感受。使患者和亲属明确无器质性心脏病的良性心律失常对人的影响主要是心理因素。帮助患者协调好活动与休息,根据心功能情况合理安排,注意劳逸结合。运动有诱发心律失常的危险,建议做较轻微的运动或最好在有家人陪同的条件下运动。心动过缓者应避免屏气用力的动作,以免兴奋迷走神经而加重心动过缓。

(3)用药指导:让患者认识服药的重要性,按医嘱继续服用抗心律失常药物,不可自行减量或撤换药物。教会患者观察药物疗效和不良反应,必要时提供书面材料,嘱有异常时及时就医。对室上性阵发性心动过速的患者和家属,教会患者采用刺激迷走神经的方法,如刺激咽后壁诱发恶心;深吸气后屏气再用力呼气,上述方法可终止或缓解室上速。教会患者家属徒手心肺复苏的方法,以备紧急需要时应用。

(4)自我监测指导:教会患者和家属测量脉搏的方法,每天至少1次,每次应在1分钟以上并做好记录。告诉患者和家属何种情形应来医院就诊:①脉搏过缓,少于60次/分,并有头晕、目眩或黑矇;②脉搏过快,超过100次/分,休息及放松后仍不减慢;③脉搏节律不齐,出现漏搏、期前收缩超过5次/分;④原本整齐的脉搏出现脉搏忽强忽弱、忽快忽慢的现象;⑤应用抗心律失常药物后出现不良反应。出现上述情形应及时就诊,并按时随诊复查。

第二节　呼吸内科护理

一、急性上呼吸道感染

(一)概述

1.疾病概述

急性上呼吸道感染简称上感,为外鼻孔至环状软骨下缘包括鼻腔、咽或喉部急性炎症的概称。主要病原体是病毒，少数是细菌，免疫功能低下者易感。通常病情较轻、病程短、可自愈，预后良好。但由于发病率高，不仅影响工作和生活，有时还可伴有严重并发症，并具有一定的传染性，应积极防治。

多发于冬春季节，多为散发，且可在气候突变时小规模流行。主要通过患者喷嚏和含有病毒的飞沫经空气传播，或经污染的手和用具接触传播。可引起上感的病原体大多为自然界中广泛存在的多种类型病毒，同时健康人群亦可携带，且人体对其感染后产生的免疫力较弱、短暂，病毒间也无交叉免疫，故可反复发病。

2.相关病理生理

组织学上可无明显病理改变，亦可出现上皮细胞的破坏。可有炎症因子参与发病，使上呼吸道黏膜血管充血和分泌物增多，伴单核细胞浸润，浆液性及黏液性炎性渗出。继发细菌感染者可有中性粒细胞浸润及脓性分泌物。

3.病因与诱因

(1)基本病因：急性上感有70%～80%由病毒引起，包括鼻病毒、冠状病毒、腺病毒、流感和副流感病毒，以及呼吸道合胞病毒、埃可病毒和柯萨奇病毒等。另有20%～30%的上感为细菌引起，可单纯发生或继发于病毒感染之后发生，以口腔定植菌溶血性链球菌为多见，其次为流感嗜血杆菌、肺炎链球菌和葡萄球菌等，偶见革兰阴性杆菌。

(2)常见诱因：淋雨、受凉、气候突变、过度劳累等可降低呼吸道局部防御功能，致使原存的病毒或细菌迅速繁殖，或者直接接触含有病原体的患者喷嚏、空气、污染的手和用具诱发本病。老幼体弱，免疫功能低下或有慢性呼吸道疾病如鼻窦炎、扁桃体炎者更易发病。

4.临床表现

(1)普通感冒：普通感冒俗称“伤风”，又称急性鼻炎或上呼吸道卡他，为病毒感染引起。起病较急，主要表现为鼻部症状，如打喷嚏、鼻塞、流清水样鼻涕，也可表现为咳嗽、咽干、咽痒或烧灼感甚至鼻后滴漏感。咽干、咳嗽和鼻后滴漏与病毒诱发的炎症介质导致的上呼吸道传入神经高敏状态有关。2～3天后鼻涕变稠，可伴咽痛、头痛、流泪、味觉迟钝、呼吸不畅、声嘶等，有时由于咽鼓管炎致听力减退。严重者有发热、轻度畏寒和头痛等。体检可见鼻腔黏膜充血、水肿、有分泌物，咽部可为轻度充血。一般经5～7天痊愈，伴并发症者可致病程迁延。

(2)急性病毒性咽炎和喉炎：急性病毒性咽炎和喉炎由鼻病毒、腺病毒、流感病毒、副流感病毒、肠病毒、呼吸道合胞病毒等引起。临床表现为咽痒和灼热感，咽痛不明显,咳嗽少见。急性喉炎多由流感病毒、副流感病毒及腺病毒等病毒引起,临床表现为明显声嘶、讲话困难,可有发热、咽痛或咳嗽,咳嗽时咽喉疼痛加重。体检可见喉部充血、水肿,局部淋巴结轻度肿大和触痛,有时可闻及喉部的喘息声。

(3)急性疱疹性咽峡炎:急性疱疹性咽峡炎多由柯萨奇病毒A引起,表现为明显咽痛、发热,病程约为一周。查体可见咽部充血,软腭、腭垂、咽、扁桃体表面有灰白色疱疹及浅表溃疡,周围伴红晕。多发于夏季,多见于儿童,偶见于成人。

(4)急性咽结膜炎:急性咽结膜炎主要由腺病毒、柯萨奇病毒等引起。表现为发热、咽痛、畏光、流泪、咽及结膜明显充血。病程4～6天,多发于夏季,由游泳传播,儿童多见。

(5)急性咽扁桃体炎:病原体多为溶血性链球菌,其次为流感嗜血杆菌、肺炎链球菌、葡萄球菌等。起病急,咽痛明显,伴发热、畏寒,体温可达39 ℃以上。查体可发现咽部明显充血,扁桃体肿大、充血,表面有黄色脓性分泌物。有时伴有颌下淋巴结肿大、压痛,而肺部查体无异常体征。

5.辅助检查

(1)血液学检查:因本病多为病毒性感染,白细胞计数常为正常或偏低,伴淋巴细胞比例升高。细菌感染者可有白细胞计数与中性粒细胞增多和核左移现象。

(2)病原学检查:因本病病毒类型繁多,且明确类型对治疗无明显帮助,一般无须明确病原学检查。需要时可用免疫荧光法、酶联免疫吸附法、血清学诊断或病毒分离鉴定等方法确定病毒的类型。细菌培养可判断细菌类型并做药物敏感试验以指导临床用药。

6.主要治疗原则

由于目前尚无特效抗病毒药物,以对症处理为主,同时戒烟、注意休息、多饮水、保持室内空气流通和防治继发细菌感染。对有急性咳嗽、鼻后滴漏和咽干的患者应给予伪麻黄碱治疗以减轻鼻部充血,亦可局部滴鼻应用。必要时适当加用解热镇痛类药物。

7.药物治疗

(1)抗菌药物治疗:目前已明确普通感冒无须使用抗菌药物。除非有白细胞计数升高、咽部脓苔、咯黄痰和流鼻涕等细菌感染证据,可根据当地流行病学史和经验用药,可选口服青霉素、第一代头孢菌素、大环内酯类或喹诺酮类。

(2)抗病毒药物治疗:由于目前有因滥用抗病毒药物而造成的流感病毒耐药

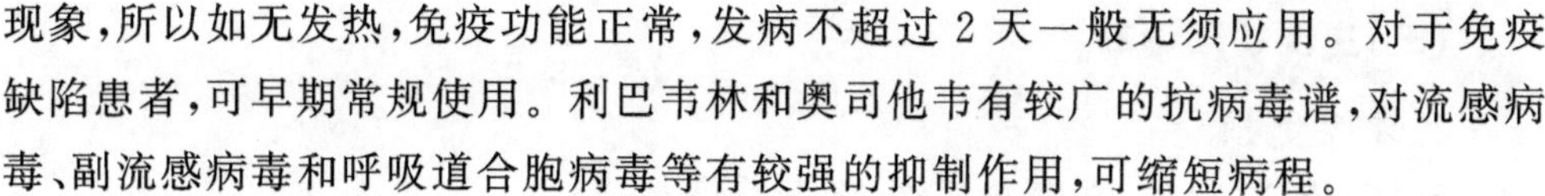

现象，所以如无发热，免疫功能正常，发病不超过2天一般无须应用。对于免疫缺陷患者，可早期常规使用。利巴韦林和奥司他韦有较广的抗病毒谱，对流感病毒、副流感病毒和呼吸道合胞病毒等有较强的抑制作用，可缩短病程。

(二)护理评估

1.病因评估

主要评估患者健康史和发病史，是否有受凉感冒史。对流行性感冒者，应详细询问患者及家属的流行病史，以有效控制疾病进展。

2.一般评估

(1)生命体征：患者体温可正常或发热；有无呼吸频率加快或节律异常。

(2)患者主诉：有无鼻塞、流涕、咽干、咽痒、咽痛、畏寒、发热、咳嗽、咳痰、声嘶、畏光、流泪、眼痛等症状。

(3)相关记录：体温，痰液颜色、性状和量等记录结果。

3.身体评估

(1)视诊：咽喉部有无充血；鼻腔黏膜有无充血、水肿及分泌物；扁桃体有无充血、肿大(肿大扁桃体的分度)，有无黄色脓性分泌物；眼结膜有无充血等情况。

(2)触诊：有无颌下、耳后等头颈部部位浅表淋巴结肿大，肿大淋巴结有无触痛。

(3)听诊：有无异常呼吸音；双肺有无干、湿啰音。

4.心理-社会评估

患者在疾病治疗过程中的心理反应与需求，家庭及社会支持情况，引导患者正确配合疾病的治疗与护理。

5.辅助检查结果评估

(1)血常规检查：有无白细胞计数降低或升高、有无淋巴细胞比值升高、有无中性粒细胞增多及核左移等。

(2)胸部X线检查：有无肺纹理增粗、炎性浸润影等。

(3)痰培养检查：有无细菌生长，药敏试验结果如何。

6.治疗常用药效果的评估

对于呼吸道病毒感染，尚无特异的治疗药物。一般以对症处理为主，辅以中医治疗，并防治继发细菌感染。

(三)主要护理诊断

1.舒适受损

鼻塞、流涕、咽痛、头痛与病毒、细菌感染有关。

2.体温过高

与病毒、细菌感染有关。

(四)护理措施

1.病情观察

观察生命体征及主要症状,尤其是体温、咽痛、咳嗽等的变化。高热者联合使用物理降温与药物降温,并及时更换汗湿衣物。

2.环境与休息

保持室内温、湿度适宜和空气流通,症状轻者应适当休息,病情重者或年老者卧床休息为主。

3.饮食

选择清淡、富含维生素、易消化的食物,并保证足够热量。发热者应适当增加饮水量。

4.口腔护理

进食后漱口或按时给予口腔护理,防止口腔感染。

5.防止交叉感染

注意隔离患者,减少探视,以避免交叉感染。指导患者咳嗽时应避免对着他人。患者使用过的餐具、痰盂等用品应按规定及时消毒。

6.用药护理

遵医嘱用药且注意观察药物的不良反应。为减轻马来酸氯苯那敏或苯海拉明等抗过敏药的头晕、嗜睡等不良反应,宜指导患者在临睡前服用,并告知驾驶员和高空作业者应避免使用。

7.健康教育

(1)疾病预防指导:生活规律、劳逸结合、坚持规律且适当的体育运动,以增强体质,提高抗寒能力和机体的抵抗力。保持室内空气流通,避免受凉、过度疲劳等感染的诱发因素。在高发季节少去人群密集的公共场所。

(2)疾病知识指导:指导患者采取适当的措施避免疾病传播,防止交叉感染。患病期间注意休息,多饮水并遵医嘱用药。

(3)预防感染的措施:注意保暖,防止受凉,尤其是要避免呼吸道感染。

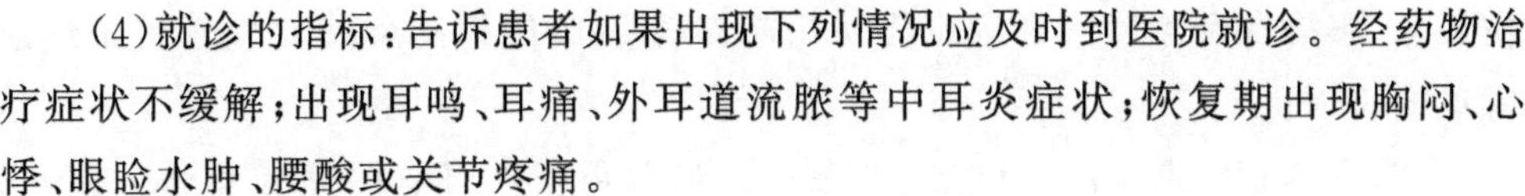

(4)就诊的指标：告诉患者如果出现下列情况应及时到医院就诊。经药物治疗症状不缓解；出现耳鸣、耳痛、外耳道流脓等中耳炎症状；恢复期出现胸闷、心悸、眼睑水肿、腰酸或关节疼痛。

(五)护理效果评估

(1)患者自觉症状好转(鼻塞、流涕、咽部不适感、发热、咳嗽、咳痰等症状减轻)。

(2)患者体温恢复正常。

(3)身体评估。①视诊：患者咽喉部充血减轻；鼻腔黏膜充血减轻；扁桃体无充血、肿大程度减轻，无脓性分泌物；眼结膜无充血等情况。②听诊：患者无异常呼吸音；双肺无干、湿啰音。

二、支气管扩张症

(一)疾病概述

1.概念和特点

支气管扩张症是由于急、慢性呼吸道感染和支气管阻塞后，反复发生支气管炎症，致使支气管组织结构病理性破坏，引起的支气管异常和持久性扩张。临床上以慢性咳嗽、大量脓痰和(或)反复咯血为特征，患者多有童年麻疹、百日咳或支气管肺炎等病史。

2.相关病理生理

支气管扩张症的主要病因是支气管-肺组织感染和支气管阻塞，两者相互影响，促使支气管扩张症的发生和发展。支气管扩张症发生于有软骨的支气管近端分支，主要分为柱状、囊状和不规则扩张 3 种类型，腔内含有大量分泌物并容易积存。呼吸道相关疾病损伤气道清除机制和防御功能，使其清除分泌物的能力下降，易发生感染和炎症；细菌反复感染使气道内因充满包含炎性介质和病原菌的黏稠液体而逐渐扩大、形成瘢痕和扭曲；炎症可导致支气管壁血管增生，并伴有支气管动脉和肺动脉终末支的扩张和吻合，形成小血管瘤而易导致咯血。病变支气管反复炎症，使周围结缔组织和肺组织纤维化，最终引起肺的通气和换气功能障碍。继发于支气管肺组织感染病变的支气管扩张症多见于下肺，尤以左下肺多见；继发于肺结核则多见于上肺叶。

3.病因与诱因

(1)支气管-肺组织感染：支气管扩张症与扁桃体炎、鼻窦炎、百日咳、麻疹、支气管肺炎、肺结核等呼吸道感染密切相关，引起感染的常见病原体为铜绿假单胞菌、流感嗜血杆菌、卡他莫拉菌、肺炎克雷伯杆菌、金黄色葡萄球菌、非结核分枝杆菌、腺病毒和流感病毒等。婴幼儿期支气管-肺组织感染是支气管扩张症最常见的病因。

(2)支气管阻塞:异物、肿瘤、外源性压迫等可使支气管阻塞导致肺不张,胸腔负压直接牵拉支气管管壁导致支气管扩张症。

(3)支气管先天性发育缺损与遗传因素:支气管先天性发育缺损与遗传因素也可形成支气管扩张症,可能与软骨发育不全或弹性纤维不足导致局部管壁薄弱或弹性较差有关。部分遗传性 α-抗胰蛋白酶缺乏者也可伴有支气管扩张症。

(4)其他全身性疾病:支气管扩张症可能与机体免疫功能失调有关,目前已发现类风湿关节炎、溃疡性结肠炎、克罗恩病、系统性红斑狼疮等疾病同时伴有支气管扩张症。

4.临床表现

(1)症状。①慢性咳嗽、大量脓痰:咳嗽多为阵发性,与体位改变有关,晨起及晚上临睡时咳嗽和咳痰尤多。严重程度可用痰量估计,轻度每天少于 10 mL,中度每天 10～150 mL,重度每天多于150 mL。感染急性发作时,黄绿色脓痰量每天可达数百毫升,将痰液放置后可出现分层的特征,即上层为泡沫,下悬脓性成分;中层为混浊黏液;下层为坏死组织沉淀物。合并厌氧菌感染时,痰和呼气具有臭味。②咯血:反复咯血为本病的特点,可为痰中带血或大量咯血。少量咯血每天少于 100 mL,中量咯血每天 100～500 mL,大量咯血每天多于 500 mL 或一次咯血量多于 300 mL。咯血量有时与病情严重程度、病变范围不一致。部分病变发生在上叶的“干性支气管扩张症”患者以反复咯血为唯一症状。③反复肺部感染:由于扩张的支气管清除分泌物的功能丧失,引流差,易反复发生感染,其特点是同一肺段反复发生肺炎并迁延不愈。④慢性感染中毒症状:可出现发热、乏力、食欲减退、消瘦、贫血等,儿童可影响发育。

(2)体征:早期或病变轻者无异常肺部体征,病变严重或继发感染时,可在病变部位尤其下肺部闻及固定而持久的局限性粗湿啰音,有时可闻及哮鸣音,部分患者伴有杵状指(趾)。

5.辅助检查

(1)影像学检查。①胸部 X 线检查:囊状支气管扩张症的气道表现为显著的囊腔,腔内可存在气液平面,纵切面可显示“双轨征”,横切面显示“环形阴影”,并可见气道壁增厚。②胸部 CT 检查:可在横断面上清楚地显示扩张的支气管。高分辨 CT 进一步提高了诊断敏感性,成为支气管扩张症的主要诊断方法。

(2)纤维支气管镜检查:纤维支气管镜检查有助于发现患者的出血部位或阻

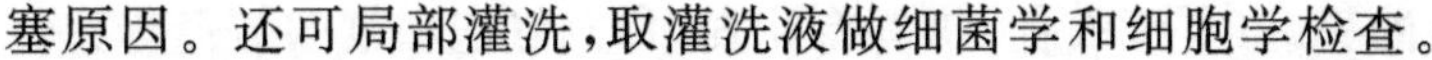

塞原因。还可局部灌洗，取灌洗液做细菌学和细胞学检查。

6.治疗原则

保持引流通畅，处理咯血，控制感染，必要时手术治疗。

(1)保持引流通畅、改善气流受限：清除气道分泌物、保持气道通畅能减少继发感染并减轻全身中毒症状，如应用祛痰药物（盐酸氨溴索、溴己新、α-糜蛋白酶）等稀释痰液，痰液黏稠时可加用雾化吸入。应用振动、拍背、体位引流等方法促进气道分泌物的清除。应用支气管舒张剂可改善气流受限，伴有气道高反应及可逆性气流受限的患者疗效明显。如体位引流排痰效果不理想，可用纤维支气管镜吸痰法以保持呼吸道通畅。

(2)控制感染：急性感染期的主要治疗措施。应根据症状、体征、痰液性状，必要时根据痰培养及药物敏感试验选择有效的抗生素。常用阿莫西林、头孢类抗生素、氨基糖苷类等药物，重症患者，尤其是铜绿假单胞菌感染者，常需第三代头孢菌素加氨基糖苷类药联合静脉用药。如有厌氧菌混合感染，加用甲硝唑或替硝唑等。

(3)外科治疗：保守治疗不能缓解的反复大咯血且病变局限者，可考虑手术治疗。经充分的内科治疗后仍反复发作且病变为局限性支气管扩张症者，可通过外科手术切除病变组织。

(二)护理评估

1.一般评估

(1)患者的主诉：有无胸闷、气促、心悸、疲倦、乏力等症状。

(2)生命体征：严密观察呼吸的频率、节律、深浅和声响，患者呼吸可正常或增快，感染严重时或合并咯血可伴随不同程度的呼吸困难和发绀。患者体温正常或偏高，感染严重时可为高热。

(3)咳嗽、咳痰情况：观察咳嗽、咳痰的发作时间，频率，持续时间，伴随的症状和影响因素等。患者反复继发肺部感染，支气管引流不畅，痰不易咳出时可导致咳嗽加剧；大量脓痰咳出后，患者感觉轻松，体温下降，精神改善。重点观察痰液的量、颜色、性质、气味和与体位的关系，痰液静置后的分层现象，记录 24 小时痰液排出量。注意患者是否出现面色苍白、出冷汗、烦躁不安等出血的症状，观察咯血的颜色、性质及量。

(4)其他：血气分析、血氧饱和度、体重、体位等记录结果。

2.身体评估

(1)头颈部：患者的意识状态，面部颜色（贫血），皮肤黏膜有无脱水、是否粗糙干燥；呼吸困难和缺氧的程度(有无气促、口唇有无发绀、血氧饱和度的数值等)。

(2)胸部：检查胸廓的弹性，有无胸廓的挤压痛，两肺呼吸运动是否一致。病变部位可闻及固定而持久的局限性粗湿啰音或哮鸣音。

(3)其他：患者有无杵状指(趾)。

3.心理-社会评估

询问健康史、发病原因、病程进展时间及以往所患疾病对支气管扩张症的影响，评估患者对支气管扩张症的认识；另外，患者常因慢性咳嗽、咳痰或痰量多、有异味等症状产生恐惧或焦虑的心理，并对疾病治疗缺乏治愈的自信。

4.辅助检查阳性结果评估

血氧饱和度的数值；血气分析结果报告；胸部 CT 检查明确的病变部位。

5.常用药物治疗效果的评估

抗生素使用后咳嗽、咳痰症状有无减轻，原有增高的血白细胞计数有无回降至正常范围，核左移情况有无得到纠正。

(三)主要护理诊断

1.清理呼吸道无效

清理呼吸道无效与大量脓痰滞留呼吸道有关。

2.有窒息的危险

有窒息的危险与大咯血有关。

3.营养失调

低于机体需要量与慢性感染导致机体消耗有关。

4.焦虑

焦虑与疾病迁延、个体健康受到威胁有关。

5.活动无耐力

活动无耐力与营养不良、贫血等有关。

(四)护理措施

1.环境

保持室内空气新鲜、无臭味，定期开窗换气使空气流通，维持适宜的温湿度，注意保暖。

2.休息和活动

休息能减少肺活动度，避免因活动诱发咯血。小量咯血者以静卧休息为主，大量咯血患者应绝对卧床休息，尽量避免搬动。取患侧卧位，可减少患侧胸部的

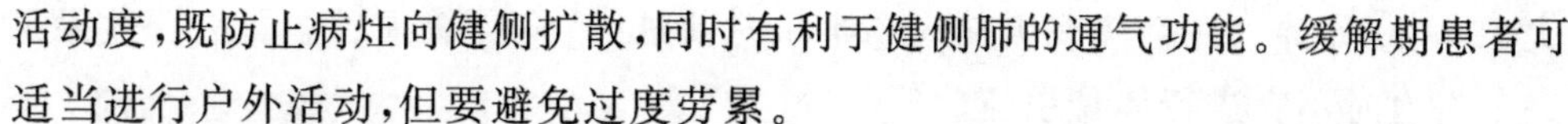

活动度，既防止病灶向健侧扩散，同时有利于健侧肺的通气功能。缓解期患者可适当进行户外活动，但要避免过度劳累。

3.饮食护理

提供高热量、高蛋白质、富含维生素易消化的饮食。含铁食物有利于纠正贫血，富含维生素A、维生素C、维生素E的新鲜蔬菜、水果可以提高支气管黏膜的抗病能力。大量咯血者应禁食，小量咯血者宜进少量温、凉流质饮食，避免冰冷食物诱发咳嗽或加重咯血，少食多餐。为痰液稀释利于排痰，应鼓励患者多饮水，每天1 500～2 000 mL。指导患者在咳痰后及进食前后漱口，以祛除口臭，促进食欲。

4.病情观察

严密观察病情，正确记录每天痰量及痰的性质，留好痰标本。有咯血者备好吸痰和吸氧设备。

5.用药护理

遵医嘱使用抗生素、祛痰剂和支气管舒张剂，指导患者进行有效咳嗽，辅以叩背及时排出痰液。指导患者掌握药物的疗效、剂量、用法和不良反应。

6.体位引流的护理

体位引流是利用重力作用促使呼吸道分泌物流入气管、支气管排出体外的方法，其效果与需引流部位所对应的体位有关。体位引流的护理措施如下。

(1)体位引流由康复科医师执行，引流前向患者说明体位引流的目的、操作过程和注意事项，消除顾虑取得合作。

(2)操作前测量生命体征，听诊肺部明确病变部位。引流前15分钟遵医嘱给予支气管舒张剂(有条件可使用雾化器或手按定量吸入器)。备好排痰用纸巾或一次性容器。

(3)根据病变部位、病情和患者经验选择合适体位(自觉有利于咳痰的体位)。引流体位的选择取决于分泌物潴留的部位和患者的耐受程度，原则上抬高病灶部位的位置，使引流支气管开口向下，有利于潴留的分泌物随重力作用流入支气管和气管排出。首先引流上叶，然后引流下叶后基底段。如果患者不能耐受，应及时调整姿势。头部外伤、胸部创伤、咯血、严重心血管疾病和病情状况不稳定者，不宜采用头低位进行体位引流。

(4)引流时鼓励患者做腹式深呼吸，辅以胸部叩击或震荡，指导患者进行有效咳嗽等措施，以提高引流效果。

(5)引流时间视病变部位、病情和患者身体状况而定，一般每天1～3次，每次 15～20 分钟。在空腹或饭前一个半小时前进行，早晨清醒后立即进行效果最好。咯血时不宜进行体位引流。

(6)引流过程应有护士或家人协助，注意观察患者反应，如出现咯血、面色苍白、出冷汗、头晕、发绀、脉搏细弱、呼吸困难等情况，应立即停止引流。

(7)体位引流结束后，协助患者采取舒适体位休息，给予清水或漱口液漱口。记录痰液的性质、量及颜色，复查生命体征和肺部呼吸音及啰音的变化，评价体位引流的效果。

7.窒息的抢救配合

(1)对大咯血及意识不清的患者，应在病床旁备好急救器械。

(2)一旦患者出现窒息征象，应立即取头低脚高 45°俯卧位，面向一侧，轻拍背部，迅速排出气道和口咽部的血块或直接刺激咽部以咳出血块。嘱患者不要屏气，以免诱发喉头痉挛。必要时用吸痰管进行负压吸引，以解除呼吸道阻塞。

(3)给予高浓度吸氧，做好气管插管或气管切开的准备与配合工作。

(4)咯血后为患者漱口，擦净血迹，防止因口咽部异物刺激引起剧烈咳嗽而诱发咯血，及时清理患者咯出的血块及污染的衣物、被褥，安慰患者，以助其稳定情绪，增加安全感，避免因精神过度紧张而加重病情。对精神极度紧张、咳嗽剧烈的患者，可按医嘱给予小剂量镇静剂或镇咳剂。

(5)密切观察咯血的量、颜色、性质及出血的速度，观察生命体征及意识状态的变化，有无胸闷、气促、呼吸困难、发绀、面色苍白、出冷汗、烦躁不安等窒息征象，有无阻塞性肺不张、肺部感染及休克等并发症的表现。

(6)用药护理：①垂体后叶素可收缩小动脉、减少肺血流量，从而减轻咯血。但也能引起子宫、肠道平滑肌收缩和冠状动脉收缩，故冠心病、高血压患者及孕妇忌用。静脉点滴时速度勿过快，以免引起恶心、便意、心悸、面色苍白等不良反应。②年老体弱、肺功能不全者在应用镇静剂和镇咳药后，应注意观察呼吸中枢和咳嗽反射受抑制情况，以早期发现因呼吸抑制导致的呼吸衰竭和不能咯出血块而发生的窒息。

8.心理护理

护士应以亲切的态度多与患者交谈，讲明支气管扩张症反复发作的原因和治疗进展，帮助患者树立战胜疾病的信心，解除焦虑不安心理。呼吸困难患者应根据其病情采用恰当的沟通方式，及时了解病情，安慰患者。

9.健康教育

(1)预防感冒等呼吸道感染，吸烟患者戒烟。不要滥用抗生素和止咳药。

(2)疾病知识指导:帮助患者和家属正确认识和对待疾病,了解疾病的发生、发展与治疗、护理过程,与患者及家属共同制订长期防治计划。

(3)保健知识的宣教:学会自我监测病情,一旦发现症状加重,应及时就诊。指导掌握有效咳嗽、胸部叩击、雾化吸入及体位引流的排痰方法,长期坚持,以控制病情的发展。

(4)生活指导:讲明加强营养对机体康复的作用,使患者能主动摄取必需的营养素,以增加机体抗病能力。鼓励患者参加体育锻炼,建立良好的生活习惯,劳逸结合,消除紧张心理,防止病情进一步恶化。

(5)应及时到医院就诊的指标:体温过高,痰量明显增加;出现胸闷、气促、呼吸困难、发绀、面色苍白、出冷汗、烦躁不安等症状;咯血。

(五)护理效果评估

(1)呼吸道保持通畅,痰易咳出,痰量减少或消失,血氧饱和度、动脉血气分析值在正常范围。

(2)肺部湿啰音、哮鸣音减轻或消失。

(3)患者体重增加,无并发症(咯血等)发生。

三、支气管哮喘

支气管哮喘是由多种细胞(如嗜酸性粒细胞、肥大细胞、T细胞、中性粒细胞等)和细胞组分参与的气道慢性炎症性疾病,这种慢性炎症与气道高反应性相关,通常出现广泛而多变的可逆性气流受限,并引起反复发作的喘息、气急、胸闷或咳嗽等症状,多数患者可自行缓解或经治疗后缓解。

典型表现为发作性呼气性呼吸困难、发作性胸闷和咳嗽,伴哮鸣音,症状可在数分钟内发生,并持续数小时至数天,夜间及凌晨发作或加重是哮喘的重要临床特征。目前尚无特效的根治办法,糖皮质激素可以有效控制气道炎症,β_2肾上腺素受体激动剂是控制哮喘急性发作的首选药物。经过长期规范化治疗和管理,80%以上的患者可以达到哮喘的临床控制。

(一)一般护理

(1)执行内科一般护理常规。

(2)室内环境舒适、安静、冷暖适宜。保持室内空气流通,避免患者接触变应原,如花草、尘螨、花露水、香水等,扫地和整理床单位时可请患者室外等候,或采取湿式清洁方法,避免尘埃飞扬。病室避免使用皮毛、羽绒或蚕丝织物等。

(3)卧位与休息:急性发作时协助患者取坐位或半卧位,以增加舒适度,利于

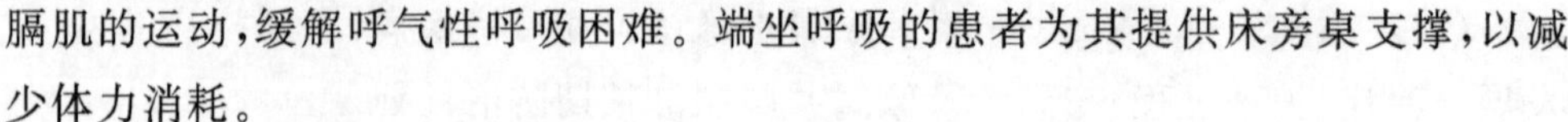

膈肌的运动,缓解呼气性呼吸困难。端坐呼吸的患者为其提供床旁桌支撑,以减少体力消耗。

(二)饮食护理

大约20%的成年患者和50%的患儿是因不适当的饮食而诱发或加重哮喘,因此应给予患者营养丰富、清淡、易消化、无刺激的食物。若能找出与哮喘发作有关的食物,如鱼、虾、蟹、蛋类、牛奶等应避免食用。某些食物添加剂如酒石黄和亚硝酸盐可诱发哮喘发作,应引起注意。

(三)用药护理

治疗哮喘的药物分为控制性药物和缓解性药物。控制性药物需要长期每天规律使用,主要用于治疗气道慢性炎症,达到哮喘临床控制目的;缓解性药物指按需使用的药物,能迅速解除支气管痉挛,从而缓解哮喘症状。哮喘发作时禁用吗啡和大量镇静剂,以免抑制呼吸。

1.糖皮质激素

糖皮质激素简称激素,是目前控制哮喘最有效的药物。激素给药途径包括吸入、口服、静脉应用等。吸入性激素(ICS)由于其局部抗感染作用强、起效快、全身不良反应少(黏膜吸收、少量进入血液),是目前哮喘长期治疗的首选药物。常用药物有布地奈德、倍氯米松等。通常需规律吸入1～2周方能控制。吸药后嘱患者清水含漱口咽部,可减少不良反应的发生。长期吸入较大剂量激素者,应注意预防全身性不良反应。布地奈德雾化用混悬液制剂,经压缩空气泵雾化吸入,起效快,适用于轻、中度哮喘急性发作的治疗。吸入激素无效或需要短期加强治疗的患者可采用泼尼松和泼尼松龙等口服制剂,症状缓解后逐渐减量,然后停用或改用吸入剂。不主张长期口服激素用于维持哮喘控制的治疗。口服用药宜在饭后服用,以减少对胃肠道黏膜的刺激。重度或严重哮喘发作时应及早静脉给予激素,可选择琥珀酸氢化可的松或甲泼尼龙。无激素依赖倾向者,可在3～5天内停药;有激素依赖倾向者应适当延长给药时间,症状缓解后逐渐减量,然后改口服或吸入剂维持。

2.$β_2$肾上腺素受体激动剂

短效$β_2$肾上腺素受体激动剂为治疗哮喘急性发作的首选药物。有吸入、口服和静脉三种制剂,首选吸入给药。常用药物有沙丁胺醇和特布他林。吸入剂包括定量气雾剂、干粉剂和雾化溶液。短效$β_2$肾上腺素受体激动剂应按需间歇使用,不宜长期、单一大剂量使用,因为长期应用可引起$β_2$受体功能下降和气道

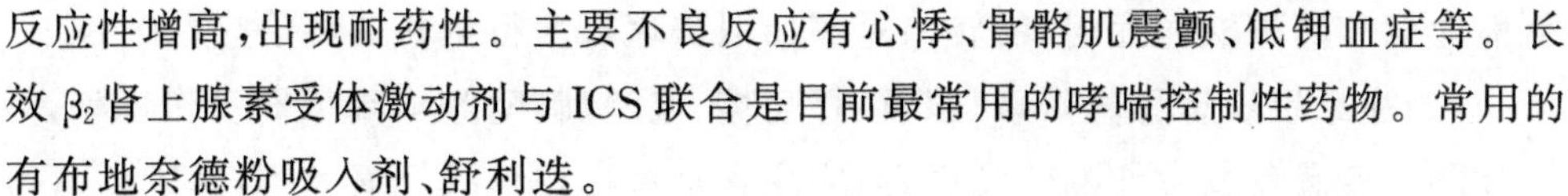

反应性增高，出现耐药性。主要不良反应有心悸、骨骼肌震颤、低钾血症等。长效 β_2 肾上腺素受体激动剂与 ICS 联合是目前最常用的哮喘控制性药物。常用的有布地奈德粉吸入剂、舒利迭。

3.茶碱类

具有增强呼吸肌的力量以及增强气道纤毛清除功能等，从而起到舒张支气管和气道抗感染作用，并具有强心、利尿、扩张冠状动脉、兴奋呼吸中枢等作用，是目前治疗哮喘的有效药物之一。氨茶碱和缓释茶碱是常用的口服制剂，尤其后者适用于夜间哮喘症状的控制。静脉给药主要用于重症和危重症哮喘。注射茶碱类药物应限制注射浓度，速度不超过 0.25 mg/(kg · min)，以防不良反应发生。其主要不良反应包括恶心、呕吐、心律失常、血压下降及尿多，偶可兴奋呼吸中枢，严重者可引起抽搐乃至死亡。由于茶碱的"治疗窗"窄、茶碱代谢存在较大个体差异，若有条件应在用药期间监测其血药浓度。发热、妊娠、小儿或老年，患有肝、心、肾功能障碍及甲状腺功能亢进者尤须慎用。合用西咪替丁、喹诺酮类、大环内酯类药物等可影响茶碱代谢而使其排泄减慢，尤应观察其不良反应的发生。

4.胆碱 M 受体拮抗剂

胆碱 M 受体拮抗剂分为短效(维持 4～6 小时)和长效(维持 24 小时)两种制剂。异丙托溴铵是常用的短效制剂，常与 β_2 受体激动剂联合雾化应用，代表药有可比特等。少数患者可有口苦或口干等不良反应。噻托溴铵是长效选择性 M_1、M_2 受体拮抗剂，目前主要用于哮喘合并慢性阻塞性肺疾病以及慢性阻塞性肺疾病患者的长期治疗。

5.白三烯拮抗剂

通过调节白三烯的生物活性而发挥抗感染作用，同时舒张支气管平滑肌，是目前除吸入性糖皮质激素外唯一可单独应用的哮喘控制性药物，尤其适用于阿司匹林哮喘、运动性哮喘和伴有变应性鼻炎哮喘患者的治疗。常用药物为孟鲁司特和扎鲁司特。不良反应通常较轻微，主要是胃肠道症状，少数有皮疹、血管性水肿、转氨酶升高，停药后可恢复正常。

(四)病情观察

(1)哮喘发作时，协助取舒适卧位，监测生命体征、呼吸频率、血氧饱和度等指标，观察患者喘息、气急、胸闷或咳嗽等症状，是否出现三凹征，辅助呼吸肌参与呼吸运动，语言沟通困难，大汗淋漓等中重度哮喘的表现。当患者不能讲话，嗜睡或意识模糊，胸腹矛盾运动，哮鸣音减弱甚至消失，脉率变慢或不规则，严重低氧血症和高碳酸血症时，需转入重症加强护理病房行机械通气治疗。

(2)注意患者有无鼻咽痒、咳嗽、打喷嚏、流涕、胸闷等哮喘早期发作症状，对于夜间或凌晨反复发作的哮喘患者，应注意是否存在睡眠低氧表现，睡眠低氧可以诱发喘息、胸闷等症状。

(五)健康指导

(1)对哮喘患者进行哮喘知识教育，寻找变应原，有效改变环境，避免诱发因素，要贯穿整个哮喘治疗全过程。

(2)指导患者定期复诊、检测肺功能，做好病情自我监测，掌握峰流速仪的使用方法，记哮喘日记。与医师、护士共同制订防止复发、保持长期稳定的方案。

(3)掌握正确吸入技术，如沙丁胺醇气雾剂、信必可都保、舒利迭的使用方法。知晓药物的作用和不良反应的预防。

(4)帮助患者养成规律生活习惯，保持乐观情绪，避免精神紧张、剧烈运动、持续的喊叫等过度换气动作。

(5)熟悉哮喘发作的先兆表现，如打喷嚏、咳嗽、胸闷、喉结发痒等，学会在家中自行监测病情变化并进行评定。以及哮喘急性发作时进行简单的紧急自我处理方法，例如吸入沙丁胺醇气雾剂 1～2 喷、布地奈德 1～2 吸，缓解喘憋症状，尽快到医院就诊。

第三节　消化内科护理

一、上消化道出血

(一)疾病概述

1.概念和特点

上消化道出血是指屈氏韧带以上的消化道，包括食管、胃、十二指肠、胰腺、胆管等病变引起的出血，以及胃空肠吻合术的空肠病变引起的出血。上消化道大出血是指数小时内失血量超过 1 000 mL 或循环血容量的 20%，主要表现为呕血和(或)黑便，常伴有血容量减少而引起急性周围循环衰竭，是临床的急症，严重者可导致失血性休克而危及生命。

近年来，本病的诊断和治疗水平有很大的提高，临床资料统计显示，80%～85%急性上消化道大出血患者短期内能自行停止，仅15%～20%患者出血不止或反复出血，最终死于出血并发症，其中急性非静脉曲张性上消化道出血的发病率在我国仍居高不下，严重威胁人民的生命健康。

2.相关病理生理

上消化道出血多起因于消化性溃疡侵蚀胃基底血管导致其破裂而引发出血。出血后逐渐影响外周血液循环量，如因出血量多引起有效循环血量减少，进而引发血液循环系统代偿，以致血压降低，心悸、出汗，这急需即刻处理。出血处可能因血块形成而自动止血，但也可能再次出血。

3.病因

上消化道出血的病因包括溃疡性疾病、炎症、门脉高压、肿瘤、全身性疾病等。临床上最常见的病因是消化性溃疡，其他依次为急性糜烂出血性胃炎、食管胃底静脉曲张破裂和胃癌。现将病因归纳列述如下。

(1)上消化道疾病。①食管疾病、食管物理性损伤、食管化学性损伤。②胃十二指肠疾病：消化性溃疡、Zollinger-Ellison综合征、胃癌等。③空肠疾病：胃肠吻合术后空肠溃疡、空肠克罗恩病。

(2)门静脉高压引起的食管胃底静脉曲张破裂出血。①各种病因引起的肝硬化。②门静脉阻塞：门静脉炎、门静脉血栓形成、门静脉受邻近肿块压迫。③肝静脉阻塞：如Budd-Chiari综合征。

(3)上消化道邻近器官或组织的疾病。①胆管出血：胆囊或胆管结石、胆管蛔虫、胆管癌、肝癌、肝脓肿或肝血管瘤破入胆管等；②胰腺疾病：急慢性胰腺炎、胰腺癌、胰腺假性囊肿、胰腺脓肿等；③其他：纵隔肿瘤或囊肿破入食管、主动脉瘤、肝或脾动脉瘤破入食管等。

(4)全身性疾病。①血液病：白血病、血友病、再生障碍性贫血、弥散性血管内凝血等。②急性感染：脓毒症、肾综合征出血热、钩端螺旋体病、重症肝炎等。③脏器衰竭：尿毒症、呼吸衰竭、肝衰竭等。④结缔组织病：系统性红斑狼疮、结节性多动脉炎、皮肌炎等。

(5)诱因：①服用水杨酸类或其他非甾体抗炎药物或大量饮酒；②应激相关胃黏膜损伤：严重感染、休克、大面积烧伤、大手术、脑血管意外等应激状态下，会引起应激相关胃黏膜损伤。应激性溃疡可引起大出血。

4.临床表现

上消化道大量出血的临床表现主要取决于出血量及出血速度。

(1)呕血与黑便:呕血与黑便是上消化道出血的特征性表现。上消化道出血之后,均有黑便。出血部位在幽门以上者常有呕血。若出血量较少、速度慢亦可无呕血。反之,幽门以下出血如出血量大,速度快,可因血反流入胃腔引起恶心、呕吐而表现为呕血。

呕血多棕褐色呈咖啡渣样,如出血量大,未经胃酸充分混合即呕出,则为鲜红色或有血块。黑便呈柏油样,黏稠而发亮,当出血量大,血液在肠内推进快,粪便可呈暗红甚至鲜红色。

(2)失血性周围循环衰竭:急性大量失血由于循环血容量迅速减少而导致周围循环衰竭。一般表现为头昏、心慌、乏力,突然起立发生晕厥、肢体冷感、心率加快、血压偏低等。严重者呈休克状态。

(3)发热:大量出血后,多数患者在24小时内出现低热,持续3～5天后降至正常。发热原因可能与循环血量减少和周围循环衰竭导致体温调节中枢功能紊乱等因素有关。

(4)氮质血症:上消化道大量出血后,由于大量血液蛋白质的消化产物在肠道被吸收,血中尿素氮浓度可暂时增高,称为肠源性氮质血症。一般于一次出血后数小时血尿素氮开始上升,24～48小时达到高峰,一般不超过14.3 mmol/L (40 mg/dL),3～4天后降至正常。

(5)贫血和血常规:急性大量出血后均有失血性贫血。但在出血的早期,血红蛋白浓度、红细胞计数与血细胞比容可无明显变化。在出血后,组织液渗入血管内,使血液稀释,一般经3～4小时才出现贫血,出血后24～72小时血液稀释到最大限度。贫血程度取决于失血量外,还和出血前有无贫血、出血后液体平衡状态等因素相关。

急性出血患者为正细胞正色素性贫血,在出血后骨髓有明显代偿性增生,可暂时出现大细胞性贫血,慢性失血则呈小细胞低色素性贫血。出血24小时内网织红细胞即见增高,出血停止后逐渐降至正常。白细胞计数在出血后2～5小时轻至中度升高,血止后2～3天才恢复正常。但在肝硬化患者中,如同时有脾功能亢进,则白细胞计数可不升高。

5.辅助检查

(1)实验室检查:测定红细胞、白细胞和血小板计数,血红蛋白浓度、血细胞比容、肝肾功能、大便隐血检查等(以了解其病因、诱因及潜在的护理问题)。

(2)内镜检查:出血后24～48小时行急诊内镜检查,可以直接观察出血部位,明确出血的病因,同时对出血灶进行止血治疗是上消化道出血病因诊断的首

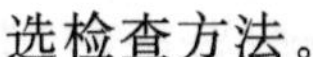

选检查方法。

(3)X线钡餐检查:对明确病因亦有价值。主要适用于不宜或不愿进行内镜检查者,胃镜检查未能发现出血原因,需排除十二指肠降段以下的小肠段有无出血病灶者。

(4)其他:放射性核素扫描或选择性动脉造影如腹腔动脉、肠系膜上动脉造影帮助确定出血部位,适用于内镜及X线钡剂造影未能确诊而又反复出血者。不能耐受X线、内镜或动脉造影检查的患者,可做吞线试验,根据棉线有无沾染血迹及其部位,可以估计活动性出血部位。

6.治疗原则

上消化道大量出血为临床急症,应采取积极措施进行抢救。迅速补充血容量,纠正水、电解质失衡,预防和治疗失血性休克,给予止血治疗,同时积极进行病因诊断和治疗。

药物治疗:包括局部用药和全身用药两部分。

(1)局部用药:经口或胃管注入消化道内,对病灶局部进行止血,主要如下。①8～16 mg去甲肾上腺素溶于100～200 mL冰盐水口服,强烈收缩出血的小动脉而止血,适用于胃、十二指肠出血。②口服凝血酶,经接触性止血,促使纤维蛋白原转变为纤维蛋白,加速血液凝固,近年来被广泛应用于局部止血。

(2)全身用药:经静脉进入体内,发挥止血作用。①抑制胃酸分泌药:对消化性溃疡和急性胃黏膜损伤引起的出血,常规给予H_2受体拮抗剂或质子泵抑制剂,以提高和保持胃内较高的pH,有利于血小板聚集及血浆凝血功能所诱导的止血过程。常用药物有西咪替丁200～400 mg,每6小时1次;雷尼替丁50 mg,每6小时1次;法莫替丁20 mg,12小时1次;奥美拉唑40 mg,每12小时1次。急性出血期均为静脉用药。②降低门静脉压力药。a.血管升压素及其拟似物:为常用药物,其机制是收缩内脏血管,从而减少门静脉血流量,降低门静脉及其侧支循环的压力。用法为血管升压素0.2 U/min持续静脉滴注,视治疗反应,可逐渐加至0.4 U/min。同时用硝酸甘油静脉滴注或含服,以减轻大剂量用血管升压素的不良反应,并且硝酸甘油有协同降低门静脉压力的作用。b.生长抑素及其拟似物:止血效果好,可明显减少内脏血流量,并减少奇静脉血流量,而奇静脉血流量是食管静脉血流量的标志。14肽天然生长抑素,用法为首剂250 μg缓慢静脉注射,继以250 μg/h持续静脉滴注。人工合成剂奥曲肽,常用首剂100 μg缓慢静脉注射,继以25～50 μg/h持续静脉滴注。③促进凝血和抗纤溶药物:补充凝血因子如静脉注入纤维蛋白原和凝血酶原复合物对凝血功能异常引起出血者有明显疗效。抗血纤溶芳酸和6-氨基己酸有对抗或抑制纤维蛋白溶解的作用。

(二)护理评估

1.一般评估

(1)生命体征:大量出血患者因血容量不足,外周血管收缩,体温可能偏低,出血后2天内多有发热,一般不超过38.5 ℃,持续3～5天;脉搏增快(>120次/分)或细速;呼吸急促、浅快;血压降低,收缩压降至10.7 kPa(80 mmHg)以下,甚至可持续下降至测不出,脉压减少,<3.3 kPa(25 mmHg)。

(2)患者主诉:有无头晕、乏力、心慌、气促、冷、口干口渴等症状。

(3)相关记录:呕血颜色、量,皮肤、尿量、出入量、黑便颜色和量等记录结果。

2.身体评估

(1)头颈部:上消化道大量出血,有效循环血容量急剧减少,患者可出现精神萎靡、嗜睡、表情淡漠、烦躁不安、意识模糊甚至昏迷。

(2)腹部:①有无肝脾大,如果脾大,蜘蛛痣、腹壁静脉曲张或有腹水者,提示肝硬化门脉高压食管静脉破裂出血;肝大、质地硬、表面凹凸不平或有结节,提示肝癌。②腹部肿块的质地软硬度,如果质地硬、表面凹凸不平或有结节应考虑胃、胰腺、肝胆肿瘤。③中等量以上的腹水可有移动性浊音。④肠鸣音活跃,肠蠕动增强,肠鸣音达10次/分以上,但音调不特别高调,提示有活动性出血。⑤直肠和肛门有无结节、触痛和肿块、狭窄等异常情况。

(3)其他。①出血部位与出血性质的评估:上消化道出血不包括口、鼻、咽喉等部位出血及咯血,应注意鉴别。出血部位在幽门以上,呕血及黑便可同时发生,而幽门以下部位出血,多以黑便为主。下消化道出血较少时,易被误认为是上消化道出血。下消化道出血仅有便血,无呕血,粪便鲜红、暗红或有血块,患者常感下腹部疼痛等不适感。进食动物血、肝,服用骨炭、铁剂、铋剂或中药也可使粪便发黑,但黑而无光泽。②出血量的评估:粪便隐血试验阳性,表示每天出血量>5 mL;出现黑便时表示每天出血量在50～70 mL,胃内积血量达250～300 mL,可引起呕血;急性出血量<400 mL时,组织液及脾脏贮血补充失血量,可无临床表现,若大量出血数小时内失血量超过1 000 mL或循环血容量的20%,引起急性周围循环衰竭,导致急性失血性休克而危及患者生命。③失血程度的评估:失血程度除按出血量评估外,还应根据全身状况来判断。失血的表现多伴有全身症状,表现为轻度失血,失血量达全身总血量10%～15%,患者表现为皮肤苍白、头晕、怕冷,血压可正常但有波动,脉搏稍快,尿量减少;中度失血,失血量达

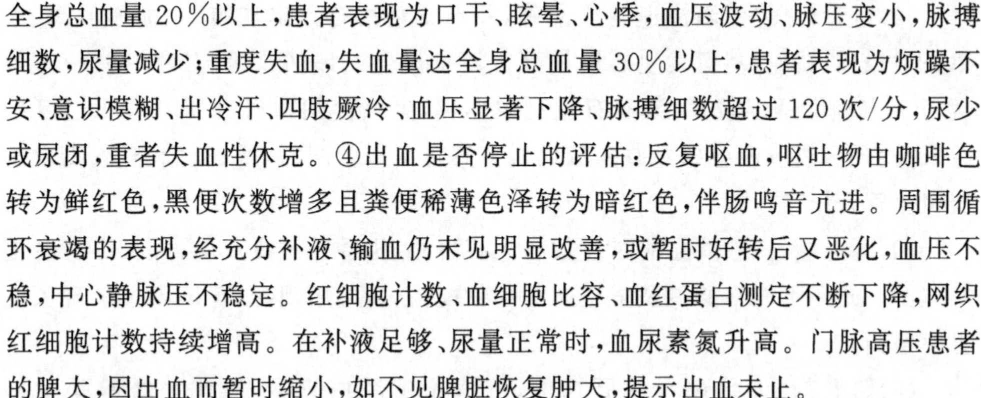

全身总血量20%以上，患者表现为口干、眩晕、心悸，血压波动、脉压变小，脉搏细数，尿量减少；重度失血，失血量达全身总血量30%以上，患者表现为烦躁不安、意识模糊、出冷汗、四肢厥冷、血压显著下降、脉搏细数超过120次/分，尿少或尿闭，重者失血性休克。④出血是否停止的评估：反复呕血，呕吐物由咖啡色转为鲜红色，黑便次数增多且粪便稀薄色泽转为暗红色，伴肠鸣音亢进。周围循环衰竭的表现，经充分补液、输血仍未见明显改善，或暂时好转后又恶化，血压不稳，中心静脉压不稳定。红细胞计数、血细胞比容、血红蛋白测定不断下降，网织红细胞计数持续增高。在补液足够、尿量正常时，血尿素氮升高。门脉高压患者的脾大，因出血而暂时缩小，如不见脾脏恢复肿大，提示出血未止。

3.心理-社会评估

患者发生呕血与黑便时都可导致患者紧张、烦躁不安、恐惧、焦虑等反应。病情危重者，可出现濒死感，而此时其家属表现伤心状态，使患者出现较强烈的紧张及恐惧感。慢性疾病或全身性疾病致反复呕血与黑便者，易使患者对治疗和护理失去信心，表现为护理工作上不合作。患者及其家庭对疾病的认识态度影响患者的生活质量，影响其工作、学习、社交等活动。

4.辅助检查结果评估

(1)血常规检查：上消化道出血后均有急性失血性贫血；出血后6～12小时红细胞计数、血红蛋白浓度及血细胞比容下降；在出血后2～5小时白细胞数开始增高，血止后2～3天降至正常。

(2)血尿素氮测定：呕血的同时因部分血液进入肠道，血红蛋白的分解产物在肠道被吸收，故在出血数小时后尿素氮开始不升，24～48小时可达高峰，持续时间不等，与出血时间长短有关。

(3)粪便检查：隐血试验(OBT)阳性，但检查前需禁止食动物血、肝、绿色蔬菜等3～4天。

(4)内镜检查：直接观察出血的原因和部位，黏膜皱襞迂曲可提示胃底静脉曲张。

5.常用药物治疗效果的评估

(1)输血：输血前评估患者的肝功能，肝功能受损宜输新鲜血，因库存血含氨量高易诱发肝性脑病。同时要评估患者年龄、病情、周围循环动力学及贫血状况，注意因输液、输血过快、过多导致肺水肿，原有心脏病或老年患者必要时可根据中心静脉压调节输液量。

(2)血管升压素:滴注速度应准确,并严密观察有无出现腹痛、血压升高、心律失常、心肌缺血,甚至发生心肌梗死等不良反应。评估是否药液外溢,一旦外溢用50%硫酸镁湿敷,因该药有抗利尿作用,突然停用血管升压素会引起反射性尿液增多,故应观察尿量并向家属做好解释工作。同时,孕妇、冠心病、高血压禁用血管升压素。

(3)凝血酶:口服凝血酶时评估有无有恶心、头昏等不良反应,并指导患者更换体位。此药不能与酸碱及重金属等药物配伍,应现用现配,若出现过敏现象应立即停药。

(4)镇静剂:评估患者的肝功能,肝病患者忌用吗啡、巴比妥类等强镇静药物。

(三)护理诊断

1.体液不足

体液不足与上消化道大量出血有关。

2.活动无耐力

活动无耐力与上消化道出血所致周围循环衰竭有关。

3.营养失调

低于机体需要量与急性期禁食及贫血有关。

4.恐惧

恐惧与急性上消化道大量出血有关。

5.知识缺乏

缺乏有关出血的知识及防治的知识。

6.潜在并发症

休克、急性肾衰竭。

(四)护理目标

(1)患者无继续出血的征象,组织灌注恢复正常。

(2)没有脱水征,生命体征稳定。

(3)因出血引起的恐惧感减轻。

(4)能够获得足够休息,活动耐力逐渐增加,能叙述活动时保证安全的要点。

(5)患者呼吸道通畅,无窒息、误吸,食管胃底黏膜未因受气囊压迫而损伤。

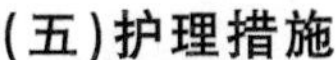

(五)护理措施

1.一般护理

(1)休息与体位:少量出血者应卧床休息,大出血时绝对卧床休息,取平卧位并将下肢略抬高,以保证脑部供血。呕吐时头偏向一侧,防止窒息或误吸。指导患者坐起、站起时动作要缓慢,出现头晕、心慌、出汗时立即卧床休息并告知护士。病情稳定后,逐渐增加活动量。

(2)饮食护理:急性大出血伴恶心、呕吐者应禁食。少量出血无呕吐者,可进食温凉、清淡流质食物。出血停止后改为营养丰富、易消化、无刺激性半流质、软食,少量多餐逐渐过渡到正常饮食。食管胃底静脉曲张破裂出血者避免粗糙、坚硬、刺激性食物,且应细嚼慢咽。防止损伤曲张静脉而再次出血。

(3)安全护理:轻症患者可起身稍做活动,可上厕所大小便。但应注意有活动性出血时,患者常因有便意而至厕所,在排便时或便后起立时晕厥,因此必要时由护士陪同如厕或暂时改为在床上排泄。重症患者应多巡视,用床栏加以保护。

2.病情观察

上消化道大量出血时,有效循环血容量急剧减少,可导致休克或死亡,所以要严密监测。

(1)精神和意识状态:是否精神萎靡、嗜睡、表情淡漠、烦躁不安、意识模糊甚至昏迷。

(2)生命体征:体温不升或发热,呼吸急促,脉搏细弱、血压降低、脉压变小、必要时行心电监护。

(3)周围循环状况:观察皮肤和甲床色泽,肢体温暖或是湿冷,周围静脉特别是颈静脉充盈情况。

(4)准确记录24小时出入量,测每小时尿量,应保持尿量大于每小时30 mL,并记录呕吐物和粪便的性质、颜色及量。

(5)定期复查红细胞计数、血细胞比容、血红蛋白、网织红细胞计数、血尿素氮、粪潜血,以了解贫血程度、出血是否停止。

3.用药护理

立即建立静脉通道,遵医嘱迅速、准确地实施输血、输液、各种止血治疗及用药等抢救措施,并观察治疗效果及不良反应。血管升压素可引起腹痛、血压升高、心律失常、心肌缺血,甚至发生心肌梗死,故滴注速度应准确,并严密观察不良反应。同时,孕妇、冠心病、高血压禁用血管升压素。肝病患者忌用吗啡、巴比妥类药物，宜输新鲜血，因库存血含氨量高，易诱发肝性脑病。

4.三腔两囊管护理

插管前应仔细检查，确保三腔气囊管通畅，无漏气，并分别做好标记，以防混淆，备用。插管后检查管道是否在胃内，抽取胃液，确定管道在胃内分别向胃囊和食管囊注气，将食管引流管、胃管连接负压吸引器，定时抽吸，观察出血是否停止，并记录引流液的性状及量。并做好留置于腔气囊管期间的护理和拔管出血停止后的观察及拔管。

5.心理护理

护理人员应关心、安慰患者尤其是反复出血者。解释各项检查、治疗措施，耐心细致地解答患者或家属的提问，消除他们的疑虑。同时，经常巡视，大出血时陪伴患者，以减轻患者的紧张情绪。抢救工作应迅速而不忙乱，使其产生安全感、信任，保持稳定情绪，帮助患者消除紧张恐惧心理，更好地配合治疗及护理。

（六）健康教育

1.疾病知识指导

应帮助患者和家属掌握有关疾病的病因和诱因，以及预防、治疗和护理知识，以减少再度出血的危险。并且指导患者及家属学会早期识别出血征象及应急措施。

2.饮食指导

合理饮食是避免诱发上消化道出血的重要措施。注意饮食卫生和规律饮食；进食营养丰富、易消化的食物，避免粗糙、刺激性食物，或过冷、过热、产气多的食物、饮料，烟酒、浓茶、咖啡等对胃有刺激的食物。

3.生活指导

生活起居要有规律，劳逸结合，情绪乐观，保证身心愉悦，避免长期精神紧张。应在医师指导下用药，同时慢性病者应定期门诊随访。

4.自我观察

教会患者出院后早期识别出血征象及应急措施：出现头晕、心悸等不适，或呕血、黑便时，立即卧床休息，保持安静，减少身体活动；呕吐时取侧卧位以免误吸；立即送医院治疗。

5.及时就诊的指标

(1)有呕血和黑便。

(2)出现血压降低、头晕、心悸等不适。

(七)护理效果评价

(1)患者出血停止,组织灌注恢复正常。

(2)患者活动耐受力增加,活动时无晕厥、跌倒危险。

(3)恐惧感减轻。

(4)休息和睡眠充足,活动耐力增加或恢复至出血前的水平。

(5)患者活动时无晕厥,跌倒等意外发生。

(6)无窒息或误吸,食管胃底黏膜无糜烂、坏死。

二、消化性溃疡

消化性溃疡主要指发生于胃和十二指肠的慢性溃疡,即胃溃疡(GU)和十二指肠溃疡(DU),因溃疡的形成与胃酸/胃蛋白酶的消化作用有关而得名。临床以慢性病程、周期性发作和节律性上腹部疼痛为主要特点。消化性溃疡是消化系统的常见病,我国总发病率为10%～12%,秋冬和冬春之交好发。临床上十二指肠溃疡较胃溃疡多见,两者之比约为 3∶1。男性患病较女性多见,男女之比为(3～4)∶1。十二指肠溃疡好发于青壮年,胃溃疡的发病年龄高峰比十二指肠溃疡约晚 10 年。

(一)致病因素

1.幽门螺杆菌感染

大量研究表明幽门螺杆菌感染是消化性溃疡的主要病因,尤其是十二指肠溃疡。其机制尚未完全阐明,可能是幽门螺杆菌感染通过直接或间接作用于胃、十二指肠黏膜,使黏膜屏障作用削弱,胃酸分泌增加,引起局部炎症和免疫反应,导致胃、十二指肠黏膜损害和溃疡形成。

2.胃酸和胃蛋白酶

消化性溃疡的最终形成是由于胃酸/胃蛋白酶对黏膜的自身消化所致。胃酸分泌增多不仅破坏胃黏膜屏障,还能激活胃蛋白酶,从而降解蛋白质分子,损伤黏膜,故胃酸在溃疡的形成过程中起关键作用,是溃疡形成的直接原因。

3.非甾体抗炎药

如阿司匹林、吲哚美辛、糖皮质激素等可直接作用于胃、十二指肠黏膜,损害黏膜屏障,还可抑制前列腺素合成,削弱其对黏膜的保护作用。

4.其他因素

(1)遗传:O 型血人群的十二指肠溃疡发病率高于其他血型。

(2)吸烟:烟草中的尼古丁成分可引起胃酸分泌增加、幽门括约肌张力降低、胆汁及胰液反流增多,从而削弱胃肠黏膜屏障。

(3)胃十二指肠运动异常:胃排空增快可使十二指肠壶腹部酸负荷增大;胃排空延缓可引起十二指肠液反流入胃,增加胃黏膜侵袭因素。

总之,胃酸/胃蛋白酶的损害作用增强和(或)胃、十二指肠黏膜防御/修复机制减弱是本病发生的根本环节。但胃和十二指肠溃疡发病机制也有所不同,胃溃疡的发病主要是防御/修复机制减弱,十二指肠溃疡的发病主要是损害作用增强。

(二)护理评估

1.健康史

患者吸烟、酗酒史、病程时间、有无服用非甾体抗炎药、遗传及家族史。

2.身体状况

临床表现轻重不一,部分患者可无症状或症状较轻,或以出血、穿孔等并发症为首发表现。典型的消化性溃疡有如下临床特点。①慢性病程:病史可达数年至数十年。②周期性发作:发作与缓解交替出现,发作常有季节性,多在秋冬和冬春之交好发。③节律性上腹部疼痛:腹痛与进食之间有明显的相关性和节律性。

(1)症状。①上腹部疼痛:为本病的主要症状,疼痛部位多位于中上腹,可偏右或偏左。疼痛性质可为钝痛、胀痛、灼痛、剧痛或饥饿不适感。多数患者疼痛有典型的节律性,胃溃疡疼痛常在餐后1小时内发生,至下次餐前消失,即进食-疼痛-缓解,故又称饱食痛;十二指肠溃疡疼痛常在两餐之间发生,至下次进餐后缓解,即疼痛-进食-缓解,故又称空腹痛或饥饿痛,部分患者也可出现午夜痛。②其他:可有反酸、嗳气、恶心、呕吐、腹胀、食欲缺乏等消化不良的症状,或有失眠、多汗等自主神经功能失调的表现,病程长者可出现消瘦、体重下降和贫血。

(2)体征:溃疡发作期上腹部可有局限性轻压痛,胃溃疡压痛点常位于剑突下稍偏左,十二指肠溃疡压痛点多在剑突下稍偏右。缓解期无明显体征。

(3)并发症。①出血:是最常见的并发症。出血引起的临床表现取决于出血的量和速度,轻者仅表现为呕血与黑便,重者可出现休克征象。②穿孔:急性穿孔是最严重的并发症,常见诱因有饮食过饱、饮酒、劳累、服用甾体抗炎药等。表现为突发的剧烈腹痛,迅速蔓延至全腹,并出现腹肌紧张、弥漫性腹部压痛、反跳痛,肝浊音界缩小或消失,肠鸣音减弱或消失等体征,部分患者出现休克。慢性穿孔的症状不如急性穿孔剧烈,往往表现为腹痛节律的改变,常放射至背部。③幽门梗阻:多由十二指肠溃疡或幽门管溃疡引起。溃疡急性发作时炎症水肿

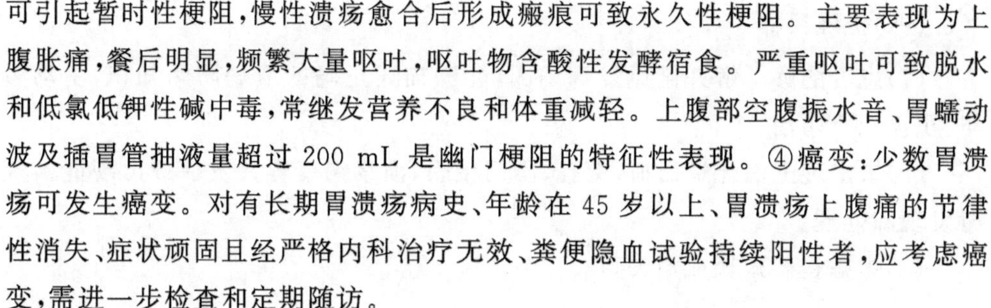

可引起暂时性梗阻，慢性溃疡愈合后形成瘢痕可致永久性梗阻。主要表现为上腹胀痛，餐后明显，频繁大量呕吐，呕吐物含酸性发酵宿食。严重呕吐可致脱水和低氯低钾性碱中毒，常继发营养不良和体重减轻。上腹部空腹振水音、胃蠕动波及插胃管抽液量超过 200 mL 是幽门梗阻的特征性表现。④癌变：少数胃溃疡可发生癌变。对有长期胃溃疡病史、年龄在 45 岁以上、胃溃疡上腹痛的节律性消失、症状顽固且经严格内科治疗无效、粪便隐血试验持续阳性者，应考虑癌变，需进一步检查和定期随访。

3.心理-社会状况

由于本病病程长、周期性发作和节律性腹痛，会使患者产生紧张、焦虑或抑郁等情绪，当并发出血、穿孔或癌变时，易产生恐惧心理。

4.实验室及其他检查

(1)胃镜及胃黏膜活组织检查：胃镜及胃黏膜活组织检查是确诊消化性溃疡首选的检查方法。胃镜检查可直接观察溃疡部位、病变大小和性质，还可在直视下取活组织做病理学检查及幽门螺杆菌检测。

(2)X 线钡剂检查：龛影是溃疡的 X 线检查直接征象，对溃疡有确诊价值；激惹和变形等间接征象，提示可能有溃疡的发生。

(3)幽门螺杆菌检测：幽门螺杆菌检测是消化性溃疡诊断的常规检查项目，因为有无幽门螺杆菌感染决定治疗方案的选择。

(4)粪便隐血试验：隐血试验阳性提示溃疡活动期，胃溃疡患者如隐血试验持续阳性，提示癌变的可能。

(三)护理诊断

1.疼痛

腹痛与胃酸刺激溃疡面、引起化学性炎症或并发穿孔等有关。

2.营养失调

低于机体需要量与疼痛所致摄食减少或频繁呕吐有关。

3.焦虑

焦虑与溃疡反复发作、迁延不愈或出现并发症使病情加重有关。

4.潜在并发症

出血、穿孔、幽门梗阻、癌变。

5.知识缺乏

缺乏溃疡病防治知识。

(四)护理目标

(1)患者能够了解并避免发病诱因,能够描述正确的溃疡防治知识,主动参与、积极配合防治。

(2)未出现上消化道出血、穿孔、幽门梗阻、溃疡癌变等并发症或出现能被及时发现和处理。

(3)焦虑程度减轻或消失。

(五)护理措施

1.病情观察

密切观察患者腹痛的规律和特点,与进食、服药的关系,呕吐物及粪便的颜色和性状;监测生命体征及腹部体征的变化。观察患者有无出血、穿孔、幽门梗阻和癌变征象,一旦发现及时通知医师,并配合做好各项护理工作。

2.生活护理

(1)适当休息:溃疡活动期且症状较重或有并发症者,应适当休息。

(2)饮食护理:基本要求同慢性胃炎。指导患者进餐定时定量、少食多餐、细嚼慢咽。选择营养丰富、易消化,低脂、适量蛋白质的食物,如脱脂牛奶、鸡蛋和鱼等;主食以面食为主,因其柔软、含碱且易消化,不习惯于面食则以软米饭或米粥代替;避免辛辣、油炸、过酸、过咸食物及浓茶、咖啡等刺激食物和饮料,以减少胃酸分泌。

3.药物治疗的护理

严格遵医嘱用药,注意观察药物的疗效及不良反应,并告知患者用药的注意事项。

(1)碱性抗酸药:应在饭后1小时和睡前服用,避免与奶制品、酸性食物及饮料同服。氢氧化铝凝胶能阻碍磷的吸收,引起磷缺乏症,长期大量服用还可引起严重便秘;服用镁制剂可引起腹泻。

(2)H_2受体拮抗剂:应在餐中或餐后即刻服用,也可将一天的剂量在睡前顿服,若与抗酸药联用时,两药间隔1小时以上。静脉给药时要注意控制速度,避免低血压和心律失常的发生。长期大量应用西咪替丁可出现男性乳房肿胀、性欲减退、腹泻、眩晕、头痛、肌肉痉挛或肌痛、皮疹、脱发,偶见粒细胞减少、精神错乱等。

(3)质子泵抑制剂:奥美拉唑可引起头晕,告知患者服药期间避免从事注意力高度集中的工作;兰索拉唑的主要不良反应有荨麻疹、皮疹、瘙痒、头痛、口干、肝功能异常等，不良反应严重时应及时停药；泮托拉唑的不良反应较少，偶有头痛和腹泻。

(4)保护胃黏膜药物：硫糖铝片应在餐前1小时服用，可有便秘、口干、皮疹、眩晕、嗜睡等不良反应；米索前列醇可引起子宫收缩，孕妇禁用。

(5)根除幽门螺杆菌感染药物：应在餐后服用抗生素，尽量减少对胃黏膜的刺激，服药要定时定量，以达到根除幽门螺杆菌感染的目的。

4.并发症的护理

(1)穿孔：急性穿孔时，禁食并胃肠减压，做好术前准备工作；慢性穿孔时，密切观察疼痛的性质，指导患者遵医嘱用药。

(2)幽门梗阻：观察患者呕吐物的性状，准确记录出入液量，重者禁食禁水、胃肠减压，及时纠正水、电解质、酸碱平衡紊乱。

(3)出血：出血患者按出血护理常规护理。

5.心理护理

正确评估患者及家属的心理反应，告知患者及家属，经过正规治疗和积极预防，溃疡是可以痊愈的，并说明不良情绪会诱发和加重病情，使患者树立信心，消除紧张、恐惧心理。指导患者心理放松，转移注意力，保持乐观的情绪。

(六)健康教育

1.疾病知识指导

向患者及家属介绍导致溃疡发生及加重的相关因素；指导患者生活规律，保持乐观的心态，保证充足的睡眠和休息，适当锻炼，提高机体抵抗力；建立合理的饮食习惯和结构，戒除烟酒，避免摄入刺激性食物。

2.用药指导

指导患者严格遵医嘱正确服药，学会观察药物疗效和不良反应，不可自行停药和减量，以避免溃疡复发；忌用或慎用对胃黏膜有损害的药物，如阿司匹林、咖啡因、激素等；若用药后腹痛节律改变或出现并发症应及时就医。

(七)护理效果评价

(1)患者能说出引起疼痛的原因、诱因，戒除烟酒，饮食规律，能选择适宜的食物，未因饮食不当诱发疼痛。

(2)能正确服药，上腹部疼痛减轻并渐消失，无恶心、呕吐、呕血、黑便。

(3)情绪稳定，无焦虑或恐惧，生活态度积极乐观。

第三章 外科护理

第一节 普外科护理

一、腹部外科疾病护理

由于腹部手术对胃肠道的干扰，大部分腹部手术后患者的胃肠功能都会受到影响，肠蠕动会有所减慢，因此应加强术后胃肠功能评估，同时注意鼓励患者进行床上抬臀等促进肠蠕动恢复的功能锻炼；另外，在肠蠕动未完全恢复前，一般遵医嘱禁食，一旦肠蠕动恢复，肛门出现排气排便则宜尽快恢复进食。

二、甲状腺外科疾病护理

(一)术前与术后护理

1.术前准备

(1)口服复方碘溶液，从3滴开始，每天增加1～16滴，然后维持此剂量每天3次；服药2～3周后甲亢症状得到基本控制。

(2)口服普萘洛尔10～20 mg，每天3次，脉搏<60次/分者停服一次。

(3)测定基础代谢率，控制在正常范围。

(4)保护突眼，白天用墨镜，睡眠时涂眼药膏。

(5)给予高热量、高维生素饮食。

(6)术前禁用阿托品。

(7)鼻喉科会诊，必要时喉镜检查，测定声带功能；教会术中体位及术后固定颈部。

(8)准备气管切开包、吸引器、吸痰管、无菌手套、氧气、小沙袋置床旁。

2.术后护理

(1)颈旁两侧置沙袋制动,床旁备气管切开包,避免长时间讲话。

(2)手术当天禁食,术后第一天流质,第一口饮凉开水并取半坐位以防呛咳,而后可进半流与普食。

(3)甲亢患者术后继续服复方碘溶液7天,服16滴者每天减1滴直至停止。

(二)并发症观察及护理

1.出血

(1)好发时间:术后24小时之内。

(2)观察:敷料红染或外流至颈后部、颈部迅速增大、呼吸进行性困难、烦躁、面色发绀严重者窒息。

(3)处理:立即呼叫报告医师、打开气管切开包、拆除缝线、敞开伤口、负压吸引渗血、必要时送手术室彻底止血。

2.呼吸困难和窒息

(1)原因:血肿压迫气管、喉头水肿、气管塌陷、痰液阻塞、双侧喉返神经损伤。

(2)观察:颈部紧压感、呼吸费力、气急、心跳加速、烦躁、发绀等。

(3)处理:吸氧、半卧位、吸痰、鼓励坐位呼吸及深呼吸、雾化吸入,症状无缓解,行环甲膜穿刺及气管切开。

3.音调降低、声音嘶哑或失声

(1)原因:损伤喉上神经外支与双侧喉返神经。

(2)观察:手术返室后询问患者,让患者讲话。

(3)处理:音调降低一般3个月后可逐渐恢复,配合理疗、针灸可促进恢复。

4.呛咳

(1)原因:损伤喉上神经的内支。

(2)观察:术后2小时后第一次给患者坐起喝凉开水,观察有无呛咳。

(3)处理:暂时禁食,24小时后可进半流质或干性食物可减少呛咳。

5.手足抽搐

(1)好发时间:术后1~2天。

(2)原因:术中损伤甲状旁腺出现功能低下。

(3)观察:面部、口唇周围和手足针刺感和麻木甚至抽搐。

(4)处理:静脉推注10%葡萄糖酸钙或氯化钙10~20 mL,轻者口服钙剂并在饮食上控制含磷较高的食物,如牛奶、蛋黄、鱼等,抽血查钙、磷以明确诊断。

6.甲亢患者术后可能出现甲状腺危象

(1)好发时间:术后12~36小时。

(2)原因:术前准备不充分、术中挤压甲状腺使甲状腺素释放入血过多、手术应激。

(3)观察:高热(体温>39 ℃)、脉搏细速(脉率>120次/分)、大汗、烦躁、谵妄甚至昏迷,还常伴有呕吐、水样泻,若不及时,可迅速发展至虚脱、休克、昏迷甚至死亡。

(4)处理:立即给予镇静、降温、吸氧、补液,同时使用复方碘溶液及普萘洛尔口服,紧急情况下使用静脉制剂滴注。

三、乳腺外科疾病护理

(一)乳房肿块切除术

术后应加压包扎伤口,防止切口积血;同时减少患侧肢体活动。

(二)乳腺切除假体植入术

(1)术前备皮范围包括患侧腋毛准备;应注意测量乳房大小以与假体匹配。

(2)术后一般创口会放置引流管行负压引流,宜保持引流管通畅,选择适宜负压;应注意限制患肢活动;如局部感染者,及时应用抗生素治疗。

(3)适当托起假体,尤其是在行走、活动时,防止伤口愈合后乳房下垂;避免突然碰击胸部造成假体破裂。

(三)乳腺癌根治术

1.术前准备

应注意加强心理护理,告知并使患者接受乳房切除准备,增强对愈后的信心,提高生活质量;对于妊娠及哺乳期乳癌患者,应终止妊娠和哺乳。备皮范围包括患侧腋窝、胸毛,如需植皮则取患侧乳房上的皮肤,应注意乳头及乳晕部的清洁;取患乳对侧大腿皮肤,应包括会阴部阴毛、腿毛至膝关节。

2.术后护理

(1)体位:全麻清醒后半卧位,患肢内收抬高。

(2)胸带包扎注意患肢的血液情况,防止过紧引起肢体供血不良,过松不利皮瓣或皮片与胸壁紧贴愈合。

(3)观察患者有无胸闷、呼吸窘迫,乳腺癌行扩大根治术者防止术中损伤胸膜而出现气胸。

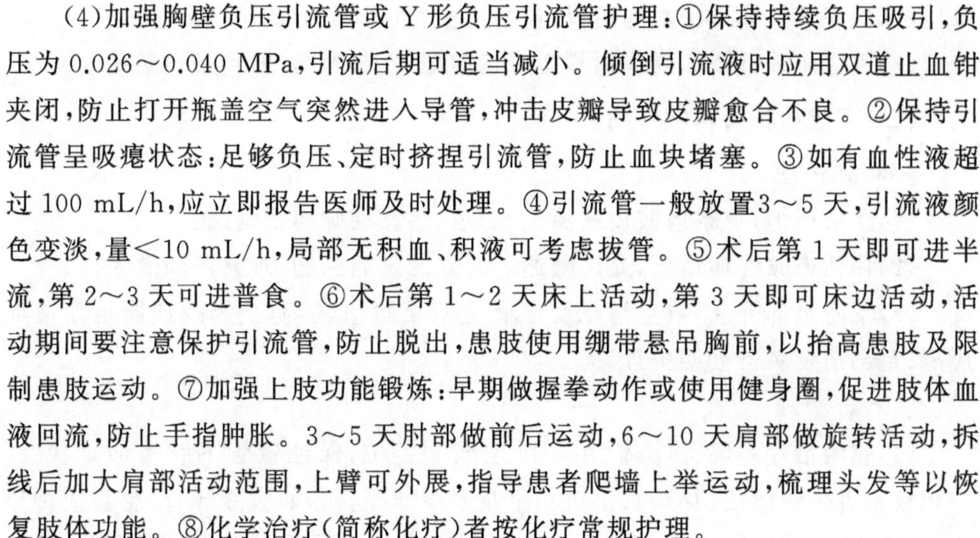

(4)加强胸壁负压引流管或Y形负压引流管护理:①保持持续负压吸引,负压为0.026～0.040 MPa,引流后期可适当减小。倾倒引流液时应用双道止血钳夹闭,防止打开瓶盖空气突然进入导管,冲击皮瓣导致皮瓣愈合不良。②保持引流管呈吸瘪状态:足够负压、定时挤捏引流管,防止血块堵塞。③如有血性液超过100 mL/h,应立即报告医师及时处理。④引流管一般放置3～5天,引流液颜色变淡,量<10 mL/h,局部无积血、积液可考虑拔管。⑤术后第1天即可进半流,第2～3天可进普食。⑥术后第1～2天床上活动,第3天即可床边活动,活动期间要注意保护引流管,防止脱出,患肢使用绷带悬吊胸前,以抬高患肢及限制患肢运动。⑦加强上肢功能锻炼:早期做握拳动作或使用健身圈,促进肢体血液回流,防止手指肿胀。3～5天肘部做前后运动,6～10天肩部做旋转活动,拆线后加大肩部活动范围,上臂可外展,指导患者爬墙上举运动,梳理头发等以恢复肢体功能。⑧化学治疗(简称化疗)者按化疗常规护理。

四、血管外科疾病护理

(一)一般护理

(1)按手术前、后常规护理。

(2)加强饮食护理:无特殊情况,局麻患者术后即可进食;腰麻或硬膜外麻醉术后6小时内禁食,后改为半流或普食;全麻患者当天禁食,第2天可进流质,后视情况逐渐半流或普食。

(二)胸、腹主动脉瘤手术特殊护理

1.术前护理

(1)预防动脉瘤破裂:①指导患者保持心情舒畅,避免紧张情绪。②高血压患者需控制好血压,给予降压药物,并观察用药效果。③告知患者避免做腰腹过屈、长时间深蹲等动作、剧烈运动和咳嗽。④加强巡视,防止摔倒、碰撞;各项检查专人护送,预防感冒。⑤多食蔬菜水果,保持大便通畅,避免用力屏气等。

(2)加强疼痛评估,必要时遵医嘱镇静止痛。

(3)遵医嘱给予心电监护,加强血压、脉搏等生命体征监测与病情观察,一旦患者感到疼痛加剧、面色苍白、出冷汗、血压下降等症状,疑为动脉瘤破裂,应立即报告医师,并迅速急救。

(4)术晨备皮包括会阴部及双侧腹股沟。

2.术后护理

(1)腔内隔绝术患者应给予吸氧,心电监护,严格控制血压,必要时静脉使用

降压药物;观察肢体末梢血运情况,包括皮温、色泽、足背动脉搏动等。

(2)人造血管移植术后应指导患者正确翻身、床上活动,促进胃肠蠕动。

(三)下肢动脉闭塞性疾病

1.术前护理

(1)严格戒烟;观察患肢皮肤温度、颜色、足背动脉搏动情况。

(2)评估患肢疼痛情况,遵医嘱给予有效的镇痛药物,观察用药效果。

(3)预防足部外伤,自主活动受限者应双小腿垫枕,防止脚踝或脚后跟皮肤压疮;足部溃疡者行创面护理。

2.术后护理

(1)腔内治疗患者。①体位:平卧位或侧卧位,保证置管下肢呈伸直状态。②观察患者生命体征、穿刺点出血和患肢血运情况。③如拔除导管,患者应卧床休息 24 小时,肢体制动 12 小时。动脉穿刺处伤口给予无菌敷料加压包扎,并观察伤口有无渗血渗液。

(2)置管溶栓者,妥善固定导管,遵医嘱正确给予溶栓等药物动脉加压注射。

(四)静脉曲张疾病

1.术前护理

(1)尽量卧床休息,避免久站久坐,抬高患肢约 20 cm,以促进下肢静脉回流;如果下肢有皮肤破损和溃疡等改变,应于术前尽量促进溃疡愈合。

(2)术晨备皮:上至脐平,下至足趾,包括整个患侧下肢。

(3)落实术中带药及带物:备好术中带药(抗生素)及物品(弹力绷带或弹力袜)。

(4)指导患者练习足高头低位。

2.术后护理

(1)去枕 6 小时,双下肢保持抬高约 20 cm;观察术侧肢体足背动脉搏动和足趾颜色与皮温。

(2)鼓励患者早期活动(床上踝关节及趾关节的活动)。

(五)下肢深静脉血栓形成

1.非手术治疗

(1)急性期绝对卧床两周,避免剧烈运动或患肢按摩,以免血栓脱落引起肺栓塞。

(2)用长海痛尺正确评估患者肿胀下肢的疼痛感。

(3)戒烟,多饮水,进食低脂低胆固醇饮食。

(4)遵医嘱正确使用抗凝溶栓药物,并注意观察有无出血倾向。

(5)警惕肺动脉栓塞可能:密切观察病情,如患者出现呼吸困难、胸痛、咯血、血压下降、脉搏快等症状时应考虑肺栓塞的可能,立即将患者平卧,避免翻动及深呼吸、咳嗽等剧烈活动,给予高浓度吸氧,立即通知医师,积极配合抢救。

(6)恢复期应鼓励下床活动,以促进下肢深静脉再通,避免久站久坐并坚持弹力袜使用。

(7)定期随访,定期查血浆凝血酶原时间值。

2.手术治疗

(1)按手术前常规护理,其他同非手术治疗常规护理。

(2)术后护理:①深静脉血栓形成取栓术后,观察患肢周径的变化以了解治疗效果。②在使用溶栓抗凝剂治疗期间需观察药物的变态反应及不良反应,对胃黏膜有刺激性的药物饭后服。

(六)颈动脉内膜剥脱术

1.术前护理

(1)观察患者颈部包块有无疼痛等不适主诉。

(2)术前2小时内备皮,包括下颌以下,锁骨以上的颈部。

2.术后护理

(1)按手术后常规护理,给予吸氧、心电监护。

(2)床旁备气管切开包一个,无菌手套2副。

(3)术后麻醉清醒后可取半卧位或坐位,以减少脑灌注损伤,有利于伤口引流。

(4)观察气管有无偏移,以免血肿压迫呼吸道造成窒息。若有异常及时报告医师,必要时配合医师行床旁气管切开造口置管。

(5)观察患者声音有无嘶哑、伸舌有无偏斜,以判断有无喉返神经和舌下神经的损伤。

(6)术后予抗凝溶栓治疗,用药期间观察患者有无消化道、皮肤及黏膜出血等不良反应。

(7)由于术后可能导致相对脑再灌注损伤,患者如有不同程度躁动,应加强安全护理。

(七)腹膜后肿瘤切除术

1.术前护理

(1)观察患者有无腹部疼痛等不适主诉。

(2)遵医嘱术前一天晚灌肠或口服通便药物;术晨做好腹部与会阴部备皮。

2.术后护理

(1)按手术后常规护理,给予吸氧与心电监护。

(2)体位:麻醉清醒后可取半卧位,以减轻伤口张力,缓解疼痛,有利于引流。

(3)观察患者排气情况,未通气时不能进食,通气后遵医嘱予流质后再过渡到半流饮食。

(4)伤口护理:术后伤口无菌敷料覆盖,腹带包扎,注意观察伤口有无出血、渗血渗液。

(5)术后24小时,生命体征平稳,鼓励患者床上抬臀及自主翻身。术后3天鼓励患者早期下床活动,防止肠粘连,有利于疾病的恢复。

第二节　神经外科护理

一、脑外科专科护理常规

(一)颅内压增高护理

颅内压是指颅腔内容物对颅腔壁产生的压力,颅内压增高是指成人颅内压力持续高于2.0 kPa时,是许多颅脑疾病所共有的综合征。

(1)体位:床头抬高15°～30°。

(2)充分给氧改善脑缺氧。

(3)遵医嘱使用脱水剂,并观察疗效。

(4)观察生命体征、意识、瞳孔等,发现异常及时通知医师。

生命体征的观察:①血压上升、脉搏缓慢而有力、呼吸深慢,提示颅内压增高,应警惕为颅内血肿或脑疝早期。②血压降低、脉搏增快、心跳减弱、呼吸减慢不规则,提示脑干功能衰竭。③颅后窝占位患者突然呼吸变慢或出现停止现象,提示可能枕骨大孔疝。④高热,深昏迷表示下丘脑受损。⑤中枢性高热或体温不升者，提示有严重颅脑损伤。⑥体温正常后又升高，提示继发感染。

意识的观察：意识障碍是颅脑损伤患者最常见的症状之一，反映损伤的程度与大脑皮质和脑干网状结构的功能状态。护理人员要会观察患者的表情与姿势，并通过语言刺激、压迫眶上神经、针刺、或手捏胸大肌外侧缘等方法，仔细观察患者对疼痛的反应，同时注意有无吞咽反射、咳嗽反射、角膜反射，大小便失禁等。格拉斯哥昏迷记分法(GCS)：从睁眼反应、语言反应和运动反应 3 个方面分别定出评分标准，表示意识障碍程度。最高分为 15 分，表示意识清楚正常，患者表现为自发睁眼、回答正确和按吩咐动作；而 8 分以下为昏迷，最低分为 3 分。

瞳孔的观察：瞳孔的变化可以提示脑损伤的情况。正常瞳孔等大等圆，在自然光线下直径2～5 mm，对光反射灵敏。观察中应注意：①伤后一侧瞳孔扩大伴意识障碍大多为颅内血肿。②双侧瞳孔大小多变，不等圆，对光反射差，多为脑干受损。③伤后一侧瞳孔进行性散大，并伴有对侧肢体瘫痪、意识障碍，提示脑疝。④双侧瞳孔散大，光反应消失，眼球固定并伴有深昏迷，提示临终状态。⑤眼球震颤为小脑或脑干损伤。

(二)脑疝处理流程

患者出现颅内压增高症状如剧烈头痛、血压增高、鼾样呼吸、意识加深、患侧瞳孔散大、对光反射消失→打铃通知医师→迅速建立静脉通道，准备急救药物(20%甘露醇、呋塞米)→遵医嘱用药，开放气道，吸氧，必要时面罩加压给氧→备吸引器，吸痰，必要时将抢救车推至患者床尾，打开备用→床边准备心电监护仪，留置导尿→电话通知麻醉科插管→如需紧急手术，备皮、备血等术前准备→配合医师抢救，做好记录。

(三)兴奋、激动、狂躁护理

(1)兴奋、激动、狂躁患者应告知家属 24 小时陪护并以签字为证。

(2)针对不同的对象要正面耐心劝导，安定情绪。生硬的沟通会使患者更加兴奋不满而发生意外。鼓励患者参加自护活动，稳定其兴奋激动情绪。

(3)对极度兴奋、躁动的患者应安置于重病室内予以约束带保护，遵医嘱用药。

(4)患者出现口干唇裂，喉音嘶哑，发热或轻、中度脱水等情况时应做好口腔护理，多饮水，给足量饮食，必要时按医嘱行静脉补液。

(四)脑脊液漏护理

(1)禁止耳道填塞、外耳道和鼻腔冲洗、药液滴入。

(2)鼻漏患者卧床休息,不擤鼻涕、不打喷嚏、不剧烈咳嗽。

(3)给予患侧卧位,头下垫治疗巾。

(4)使用抗生素,观察药效,预防感染。

(五)尿崩症护理

下丘脑损伤后,不论是 ADH 分泌减少,或输送 ADH 的通路受到影响,均可发生尿崩症。

(1)观察尿量、饮水量、体重、尿色、尿比重及电解质血渗透压并正确记录。

(2)观察有无头痛、恶心、呕吐、胸闷、虚脱、昏迷等脱水症状,一旦发现遵医嘱及早补液。

(3)如有食欲缺乏、发热、皮肤干燥、倦怠、睡眠不佳等症状,及时通知医师。

(4)对于多尿、多饮者,根据患者的需要供应水,并及时通知医师。

(5)保持皮肤、黏膜清洁,有便秘者,嘱患者多吃水果和粗纤维的蔬菜。

(6)药物治疗时注意观察疗效及不良反应,嘱患者准确用药。

(六)脑室外引流术的护理

(1)引流瓶的高度:术后将引流瓶悬挂于床头,高度应适当(高于脑室 15～20 cm 为宜),以维持正常颅内压。

(2)注意引流液的速度:禁忌流速过快,骤然降压有发生出血和脑疝的危险。

(3)控制引流液的量:每天脑脊液正常分泌 400～500 mL,每天引流量以不超过 500 mL 为宜。

(4)在引流过程中认真观察神志及瞳孔变化,有无头痛加剧,有无引流管受压,扭曲,造成引流受阻并记录 24 小时脑脊液的引流量。

(5)观察脑脊液的颜色和性质:正常脑脊液无色透明,无沉淀。脑脊液混浊呈毛玻璃状或有絮状物提示颅内感染。

(6)严格无菌操作:保持敷料清洁干燥,每周更换引流袋 2 次,整个装置应保证无菌。

(7)拔管:开颅手术后脑室引流管一般不超过 4 天,因此时脑水肿期已过,颅内压开始降低,拔管前一天可试行抬高或夹闭引流管 24 小时,以了解脑脊液循环是否通畅,拔管时先夹闭引流管,防止引流液逆流入脑室引起感染。

二、颅脑外伤手术护理常规

(一)术前护理

(1)按外科手术前常规护理,一般患者为急诊,立即通知医师并实施术前准备。

(2)评估患者的情况(意识、瞳孔、生命体征及皮肤情况等)。

(3)根据医嘱完善皮试、查血常规、出凝血时间、备血、备皮、佩戴手腕识别带等。

(二)术后护理

(1)按外科手术与麻醉后常规护理。

(2)卧位:全麻未醒患者平卧,头转向健侧,清醒后床头抬高 15°～30°,躁动患者给予约束。去骨瓣减压者,避免切口受压。

(3)加强气道管理:固定好气管导管,防止导管的脱落或者移位。定时、及时有效的翻身、叩背、吸痰,观察痰液的性质,做好气道湿化,予以氧气吸入。

(4)严密观察意识、瞳孔、生命体征及肌力的变化,做好记录。如发现意识加深、患侧瞳孔散大、剧烈头痛、喷射性呕吐、肢体瘫痪及“二慢一高”等颅内压增高的症状,汇报医师及时处理。

(5)落实脑室引流管等管道常规护理。

(6)手术当天禁食,第 2 天根据医嘱给予适当饮食。必要时留置胃管,给予肠内营养,做好鼻饲护理。

(7)早期根据医嘱预防性应用抗癫痫药物,发生癫痫时按照癫痫常规护理。

(8)肢体瘫痪患者给予康复训练。

三、垂体瘤手术护理常规

(一)术前护理(经蝶窦)

(1)按外科手术前常规护理。

(2)落实常规检查,内分泌功能的检验,MRI、视力、视野检查。

(3)评估患者有无视力减退和视野缺损,防止意外损伤。

(4)口服激素类药物(如泼尼松)进行激素替补,预防术后垂体功能低下。

(5)术前 3 天棉球塞鼻孔锻炼张口呼吸;0.25%氯霉素眼药水滴鼻 2 滴/次,每天 4 次。

(6)术前 2 小时内备皮,不需剃头,剪清双侧鼻毛。

(二)术后护理(经蝶窦)

(1)按外科手术与麻醉后常规护理。

(2)全麻未醒患者平卧,头转向健侧,清醒后床头抬高 30°。

(3)加强病情观察:观察意识、瞳孔、脉搏、呼吸、血压,观察有无视力模糊、头痛等情况。

(4)观察鼻部纱布渗血渗液情况,保持伤口敷料清洁干燥,观察有无脑脊液鼻漏。

(5)注意保暖,防止感冒引起剧烈咳嗽,禁止用力擤鼻涕引起脑脊液鼻漏。

(6)监测尿量、尿比重并正确记录,定时抽血监测电解质以便早期发现尿崩症。

(7)落实管道护理,妥善固定,防扭曲、打折、脱出,观察记录引流液色、质、量。

(8)手术当天禁食,第 2 天根据医嘱给予流质,以后逐渐改为半流质、普食。

四、椎管内肿瘤手术护理常规

(一)术前护理

(1)按外科手术前常规护理。

(2)观察肢体运动、感觉、肌力、呼吸、排便排尿情况,防止意外损伤。

(3)术前 MRI 定位,告知患者不要擦拭标记。

(4)术前 2 小时内备皮范围以病变中心上下 5 个椎体的皮肤。

(二)术后护理

(1)按外科手术与麻醉后常规护理。

(2)卧硬板床,全麻未清醒患者平卧,头偏向一侧,高颈位手术除外,高颈位手术应注意颈部不能过伸过屈,颈部两侧放沙袋固定。6 小时后按时轴线翻身。

(3)观察意识、瞳孔、脉搏、呼吸、血压;肢体运动、感觉、肌力、呼吸等情况。高颈位手术重点观察呼吸情况,四肢肌力活动;胸椎手术后观察下肢肌力活动,常会出现腹胀,排泄困难;马尾部手术观察肌力活动度及肛周皮肤感觉及是否有便意,在观察过程中如发现感觉平面上升或四肢活动度有减退,应考虑脊髓内出血或水肿,应立即通知医师采取紧急措施。

(4)保持两便通畅,便秘者遵医嘱使用缓泻剂,术后禁止下床如厕。

(5)严密观察伤口有无渗血渗液,保持伤口敷料清洁。

(6)加强管道护理,妥善固定,防止扭曲、打折、脱出,观察记录引流液色、质、量。

(7)手术当天禁食,第 2 天根据医嘱给予适当饮食。

(8)康复护理:指导患者及时进行功能锻炼。瘫痪肢体保持功能位,预防关节畸形，足下垂等。

五、帕金森病手术护理常规

(一)术前护理

(1)按外科手术前常规护理。

(2)评估患者跌倒、坠床危险因素，做好安全防护措施。

(3)长期卧床，翻身困难者，定期协助翻身，满足各种生活需要。

(4)术晨禁食、水，禁药，高血压患者降压药根据医嘱仍需口服，美多巴等改善症状药物根据医嘱口服。

(5)配合医师完成立体定向头架固定。

(二)术后护理

(1)按外科手术及麻醉后常规护理。

(2)全麻未醒患者平卧，头转向健侧，清醒后床头抬高 30°。

(3)观察意识、瞳孔、生命体征变化并准确记录。

(4)观察头部、胸部伤口渗出情况，保持伤口敷料清洁干燥。

(5)加强管道护理，妥善固定，防止扭曲、打折、脱出，观察记录引流液色、质、量。

(6)手术当天禁食，第二天可进流质或半流质、2～3 天后改普食。

(7)调试后观察比较震颤、肌强直症状改善情况及患者有无其他不适症状。

(8)加强功能康复护理：肢体僵硬者给予康复训练。

六、三叉神经痛手术护理常规

(一)术前护理

(1)按外科手术前常规护理。

(2)全面评估疼痛情况，根据医嘱给予止痛药物。

(二)术后护理

(1)按外科手术及麻醉后常规护理。

(2)全麻未醒患者平卧，头转向健侧，清醒后床头抬高 30°，躁动患者给予保护性约束，床栏防护。

(3)观察意识、瞳孔、脉搏、呼吸、血压，评估面部疼痛有无改善，有无面瘫。

(4)严密观察伤口有无渗血渗液，保持伤口敷料清洁干燥。

(5)加强管道护理，妥善固定，防止扭曲、打折、脱出，观察记录引流液色、质、量。

(6)手术当天禁食,第2天根据医嘱给予流质,以后逐渐改为半流质、普食。

七、颅内动脉瘤、动静脉畸形介入手术护理常规

(一)术前护理

(1)按外科手术前常规护理。

(2)注意患者情绪,予以心理疏导、稳定情绪,保持大便通畅。如病情许可,可予以适量镇静或安眠药让患者安静入睡,便秘者可口服缓泻剂或外用开塞露通便。

(3)有高血压病史的患者遵医嘱予以口服降压药,术晨服药不间断。

(4)术前2小时内备皮,包括会阴、腹股沟区域。

(5)遵医嘱进行碘过敏试验及抗生素皮试。

(二)术后护理

(1)按外科手术与麻醉后常规护理。

(2)密切观察意识、瞳孔、生命体征的变化;根据医嘱控制血压在正常范围内。

(3)手术当天禁食水,术后1天改半流质或普食。

(4)加强穿刺点护理:①平卧、清醒后垫枕;术侧下肢伸直不可弯曲,制动24小时。②观察足背动脉搏动及远端血液循环;注意穿刺点有无渗血、皮下血肿等。③制动期间协助患者翻身方法是术侧下肢伸直、健侧屈曲、轴线翻身。④拔除导管鞘后,局部沙袋压迫12小时,使用封堵器可以提高舒适度。

八、脑血管狭窄支架成形术护理常规

(一)术前护理

(1)按外科手术前常规护理。

(2)注意测量体温、双上肢血压和脉搏;术前行必要的彩超及影像学检查等。

(3)控制基础疾病,稳定血压、血糖,术晨按常规服药不间断。

(4)术前2小时内备皮,包括会阴、腹股沟区域。

(5)遵医嘱进行碘过敏试验及抗生素皮试。

(6)评估双下肢足背动脉搏动情况。

(7)特殊药品准备:拟行支架成形术者,术前3～6天服用阿司匹林300 mg/d,氯吡格雷75 mg/d(急诊手术除外);另外,遵医嘱酌情给予钙通道阻滞剂24小时

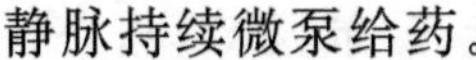

静脉持续微泵给药。

(二)术后护理

(1)按外科手术与麻醉后常规护理。

(2)加强生命体征监测,根据医嘱控制血压;观察意识、瞳孔、有无失语和肢体活动情况,警惕过度灌注综合征。

(3)加强穿刺点护理:①平卧、清醒后垫枕;术侧下肢伸直不可弯曲,制动24小时。②观察足背动脉搏动及远端血液循环;注意穿刺点有无渗血、皮下血肿等;拔除导管鞘后,局部沙袋压迫12小时,使用封堵器可以提高舒适度。③制动期间协助患者翻身方法是术侧下肢伸直、健侧屈曲、轴线翻身。

(4)加强用药护理:①支架植入术后予以低分子普通肝素0.4 mL腹壁皮下注射,每12小时1次,连续3天;抗凝防栓口服用阿司匹林300 mg/d,氯吡格雷75 mg/d。②用药期间观察有无皮肤黏膜出血;检测出凝血时间;注意安全、避免外伤;护理上集中注射次数,避免反复穿刺,拔针后适当延长按压时间。

(5)加强饮食护理:①全麻患者当天禁食水,术后1天改软食或米饭,局麻术后6小时后可进食。②嘱咐患者多饮水,促进造影剂排出。

第三节　心胸外科护理

一、胸外科手术一般护理常规

(一)术前准备

(1)按外科手术前常规护理。

(2)指导呼吸功能训练,防止术后肺部并发症。

(3)术前2小时内根据手术部位备皮。①后外切口:术侧的前胸正中线至后脊柱线,包括腋下,上从锁骨水平线至剑突下。②正中切口:前胸左腋后线至右腋后线,包括双侧腋下。③食管三切口:左颈部、右胸部(同后外切口),腹部(包括脐孔、会阴部)。④胸腹联合切口:左胸部(同后外切口),左上腹部。

(二)术后护理

(1)按外科手术及麻醉后常规护理。

(2)加强呼吸道护理,氧疗并加强雾化,坐起拍背,刺激隆突,鼓励咳痰,必要时行鼻导管吸痰或气管镜吸痰,及时排出呼吸道分泌物,促进肺扩张。

(3)严密观察气管位置,如发生突然呼吸困难,应立即报告医师。

(4)妥善固定引流管并保持引流通畅;观察引流液的颜色、量、性质,并准确记录;胸腔引流管如≥200 mL/h,连续3小时,则提示活动出血,应立即通知医师。

(5)指导患者合理饮食,早期宜清淡,易消化的半流质,逐渐增加高蛋白、高热量、维生素丰富的饮食,增加营养摄入。应注意多进粗纤维饮食,保持大便通畅。

(6)鼓励患者做术侧肩关节及手臂的抬举运动,拔除胸管后应早期下床活动。

(7)加强健康指导:①加强营养,少食多餐,多进高蛋白、高热量、高维生素、易消化饮食,禁烟酒。②逐步增加活动量,注意室内空气调节,预防上呼吸道感染。③保持大便通畅,多食粗纤维饮食,必要时给予缓泻药;食管术后患者,餐后应半卧30分钟,防止食物反流。④门诊随访,及时了解病情变化。

二、自发性气胸胸腔镜治疗护理常规

(一)术前准备

(1)按胸外科手术前常规护理

(2)控制肺部感染:遵照医嘱使用有效抗生素,给予雾化吸入,控制支气管炎症,解除支气管痉挛,减少呼吸道分泌物。

(3)完善相关检查:胸部X线检查以了解肺部病变如肺大疱的大小、部位、数目及肺萎陷情况;CT检查以显示肺大疱与周围组织的关系有助于大疱的分型。

(4)对有张力性气胸或持续漏气患者,或双侧肺大疱同期手术者,术前先行胸腔闭式引流减压,保证手术安全。安置胸腔闭式引流管后,需密切观察排气情况。

(二)术后护理

(1)按胸外科手术后常规护理。

(2)持续心电监测,根据需要给予氧疗,确保各管道通畅并有效引流。

(3)加强呼吸功能锻炼,促进肺复张:胸腔镜术中,术侧肺萎缩,如果肺膨胀不良,易造成术后肺不张和低氧血症;在充分止痛的基础上尽早让患者坐起咳嗽、排痰,每天行4次超声雾化吸入,必要时协助医师行气管镜吸痰,确保呼吸道通畅。并指导患者做深呼吸运动，术后第 2 天即进行呼吸功能锻炼，以促进肺早日复张。

(4)并发症观察及护理：胸腔镜肺大疱结扎术后主要并发症为肺泡漏气。表现为胸腔闭式引流管内持续排出气体。需嘱患者有痰咯出，但不鼓励咳嗽，同时观察肺部呼吸音的变化及肺膨胀情况。轻微漏气可不必处理，较明显漏气则需汇报医师，给予封闭肺破口的处理。

三、体外循环心内直视术护理常规

(一)术前准备

(1)按心外科术前常规护理。

(2)呼吸道准备：控制呼吸道感染，做好咽拭子培养；禁烟至少 1 个月；术前 1 天用氯己定漱口；做有效咳嗽和深呼吸训练，以利术后排痰。

(3)评估患者全身情况及主要脏器功能，特别注意有无凝血机制及全身慢性炎症疾病表现，一旦发现及时治疗。

(4)术前 2 小时内备皮：双侧前胸至腋后线，上起颌下，下止会阴部。

(5)测量身高、体重、基础血压。

(6)发绀型心脏病患者，术前 3 天予以氧气吸入，每天 3 次，1 小时/次，以改善机体缺氧状态。

(二)术后护理

(1)按心外科手术及麻醉后常规护理。

(2)正确使用血管活性药物，确保药物剂量准确、滴速均匀，从中心静脉置管输入，通常采用微量泵控制滴速。严密观察用药后反应。

(3)加强循环监测：①血压及中心静脉压监测，根据静脉压的变化，及时调整补液速度。②心电图监测：标准心电图Ⅱ导联，观察患者的心率、心律及氧饱和度的变化，若发现异常及时协助处理。③观察四肢末梢的颜色、温度、动脉搏动和毛细血管充盈度的变化。

(4)按机械通气与胸腔引流管常规护理。

(5)加强泌尿系统护理：每小时观察尿量及尿色，正常者应大于 20 mL/h。当尿量减少为 20 mL/h 以下持续 2 小时以上，可用利尿剂；若尿量仍不增加，应警惕急性肾衰竭的发生；若尿色为血红蛋白尿者，应加强利尿，应用碱性药物，保持尿液呈碱性，防止酸性血红蛋白阻塞肾小管。

(6)观察有无神经系统和精神症状，如烦躁、躁动、嗜睡、淡漠、肢体功能障碍等。

(7)密切观察水、电解质及酸碱平衡,准确记录出入量。

(8)根据病情鼓励患者尽早离床活动,以增强心肺代偿功能。

四、食管手术护理常规

(一)术前准备

(1)按胸外科手术前常规护理。

(2)补充营养,改善全身状况。根据患者的吞咽程度给予饮食指导,有贫血、脱水、营养不良者遵医嘱给予输血、补液、静脉高营养等治疗。

(3)加强口腔护理,对于有明显食管狭窄和炎症患者,术前口服肠道抗生素,减轻炎症和水肿。

(4)术前 1 天进少渣饮食,晚 8 时后禁食,并用开塞露通便。

(二)术后护理

(1)按胸外科手术及麻醉后常规护理。

(2)应重点加强呼吸道护理,清除呼吸道分泌物,促进肺扩张。

(3)禁食期间加强口腔护理,保持口腔清洁。

(4)按胸腔引流管常规护理,特别注意胸液的质和量。若术后血清样胸液过多或粉红色中伴有脂肪滴,应警惕乳糜胸可能,一旦发生汇报医师配合处理。

(5)饮食护理:①禁食期间给予静脉营养支持,保持输液通畅,观察药物反应;遵医嘱进行肠内营养。②食管及贲门术后 5～7 天,根据胃肠功能的恢复及术中吻合口张力、血供情况而决定进食时间。自少量饮水起,流质、半流质饮食,少量多餐。结肠代食管术后进食时间宜适当延迟。进食后注意观察患者有无吻合口漏的表现如发热、疼痛等不适主诉。③胃代食管术后,加强饮食宣教:少量多餐,避免睡前、躺着进食,进食后务必慢走或端坐半小时,防止反流,裤带不宜系得太紧,进食后避免有低头弯腰的动作。④给予高蛋白、高维生素、低脂、少渣饮食,并观察进食后有无梗阻、疼痛、呕吐、腹泻等提示吻合口狭窄的情况。若发现症状应暂停饮食。

五、肺切除术后护理常规

(1)按胸外科手术前后常规护理。

(2)让患者保持平静,减少躁动,以最大限度减少氧耗。

(3)术后应充分供氧,适当延长吸氧时间或间断吸氧。

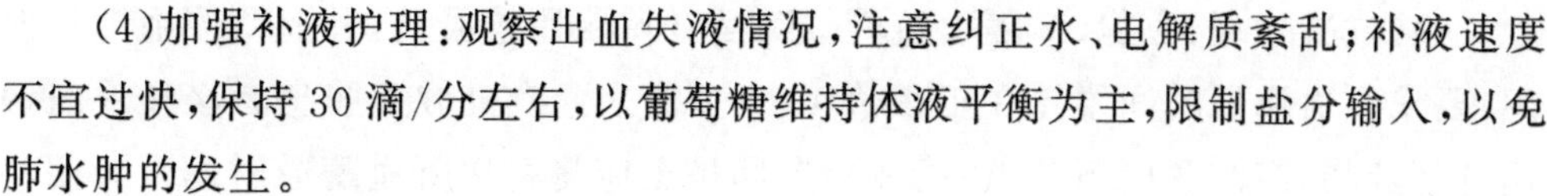

(4)加强补液护理:观察出血失液情况,注意纠正水、电解质紊乱;补液速度不宜过快,保持30滴/分左右,以葡萄糖维持体液平衡为主,限制盐分输入,以免肺水肿的发生。

六、胸腺瘤切除术后护理常规

(一)术前准备

(1)按胸外科手术前常规护理。

(2)评估患者肌无力、眼睑下垂、吞咽困难的症状和程度。

(3)遵医嘱术前给予服用胆碱能药物并严密观察用药后反应。

(4)对于咳嗽无力的患者,术前需帮助训练有效咳嗽及深呼吸。

(5)有吞咽乏力者应给予静脉营养支持以改善营养不足。

(6)根据病情,必要时床边备好气管切开包和人工呼吸机。

(二)术后护理

(1)按胸外科术后常规护理。

(2)密切观察肌无力危象,如手握力、吞咽情况,加强对患者呼吸的监护,若出现呼吸困难症状,应立即行气管插管或气管切开,并以呼吸机辅助呼吸。

(3)根据术前用药量及术后的一般情况,严密观察用药后反应,正确判断用药不足和用药过量的不同症状。

(4)加强呼吸道护理,鼓励患者咳嗽、咳痰,排除呼吸道分泌物,保持气道通畅,气管切开患者按气管切开常规护理。

(5)术后应尽量避免一切加重神经-肌肉传递障碍的药物,如地西泮、吗啡、利多卡因及某些抗生素药物等。

(6)观察患者饮食情况,有食物反流可置鼻饲管。

七、心脏瓣膜置换术后护理常规

(一)术前准备

按体外循环心脏手术前常规护理,并向患者及家属阐明抗凝知识及其重要意义。

(二)术后护理

(1)同体外循环心脏手术术后常规护理。

(2)特别重视术后早期心律失常的预防。

(3)正确、合理地使用抗生素,防止感染性心内膜炎。

(4)抗凝护理:心包、纵隔引流管拔除后开始服用抗凝药,并监测凝血酶原时间,要求凝血酶原时间维持在正常值1.5～2倍。置换机械瓣膜患者必须终身服用抗凝药物,需注意以下几点:①住院期间护士应将每次凝血酶原时间及口服华法林剂量记录下来,同时让患者自备记录小本子以利找出用药规律,并让患者试行自服,使其养成习惯并终身记录。②口服华法林要掌握定时定量,药量准确原则。③注意抗凝过量征象:如血尿、鼻出血、皮下淤血、牙龈出血、大便隐血等现象,若出现上述症状,一般要减量或停药1天,调整抗凝药剂量。④观察有无血栓形成,注意观察患者有无神志改变、口角㖞斜、肢体麻木或偏瘫等,发现异常及时与医师联系,以便调整抗凝药物的剂量。

八、先天性心脏疾病护理常规

(一)室间隔缺损患者围术期护理

1.术前准备

(1)呼吸道准备:较大室间隔缺损易患上呼吸道感染,或是患了上感后不易治愈,此类患者术前控制呼吸道感染对术后顺利恢复非常重要。①注意保暖:体质虚弱的患者极易受凉,加重上呼吸道感染。②药物治疗:采用抗生素和激素治疗,另可用少量抗过敏及止咳利痰药辅助治疗。

(2)心功能准备:心脏储备功能差的重症患者很易出现胸闷、心慌、气促和心率增快,可于术前加强心功能支持。嘱患者充分休息,吸氧每天2～3次,1～2小时/次。扩血管药物治疗,如硝苯地平、硝酸异山梨酯,以降低前后负荷,降低肺动脉压力,改善循环状况。可用小剂量的地高辛口服治疗增强心肌收缩力。

2.术后护理

(1)呼吸道管理:①术后带气管导管回监护室,将患者安置后立即接上备用的呼吸机,调整好各参数,确保运转正常。②按机械通气常规护理。③对于有较重度肺动脉高压者、动脉血氧分压较低者、疑有肺不张、灌注肺者,需用呼气末正压通气治疗,以增加功能性残气量,减轻肺内分流,提高动脉血氧分压。患者无肺不张等肺部并发症,且循环稳定,无二次开胸之可能者,于术后3～5小时改为间隙指令呼吸,减少呼吸次数,逐步停机,也可逐渐脱机密切观察呼吸等情况。室间隔缺损伴有中重度肺动脉高压者,肺功能减退,体外循环后肺水含量增加,加上暂时性的缺氧、酸中毒,需要较长时间使用呼吸机,根据病情6～24小时。④遵医嘱用化痰、利痰药物,对于重症患者适量应用激素,缓解支气管痉挛,减轻气道内炎症。⑤适当镇静,恢复体力,减轻呼吸困难。

(2)循环支持:①补充容量,输血至血红蛋白 100 g/L 左右。②术后使用硝普钠或前列腺素 E1 扩张血管,以减轻前后负荷,减轻心脏负担,降低肺动脉压力。使用扩血管药物时应注意监护血压,根据血压值调整剂量。③给予强心利尿治疗。强心药可用多巴胺微量注射 2～6 μg/(kg·min),加用毛花苷 C 静脉注射,其剂量依据体重而定,成人每次 0.1～0.2 mg,每天 2 次;利尿药依据水肿情况适量使用,一般呋塞米的剂量为成人每次 5～10 mg,儿童每次 3～5 mg,必要时重复应用。④重度肺动脉高压,术毕压力下降不满意,血氧分压低者,吸入一氧化氮,可降低肺动脉压,改善血氧饱和度,改善循环。

(3)抗感染治疗:严格无菌技术操作,按时行抗生素治疗。

(4)保持电解质平衡:体外循环术后水、电解质的变化较快,特别是血钾,随大量尿液排出后常常较低。应遵循见尿补钾的原则,用不同浓度的含钾液静脉点滴,或用微量泵静脉输入,及时复查血钾浓度。在大量输血后应及时补钙,以免发生低钙血症。

(5)并发症观察与监护。

三度房室传导阻滞。①原因:术中低温、缺氧、酸中毒,传导束走行局部创伤、水肿或心内膜下出血,或因术中直接缝合、结扎损伤了传导束所致。②临床表现:心率缓慢,心房与心室的跳动没有固定关系,心电图上 P 波与 QRS 波无固定关系,心室率常在 60 次/分以下。③治疗:异丙肾上腺素微泵输入;使用临时心脏起搏器;辅助进行激素、碳酸氢钠等辅助治疗。

呼吸功能衰竭。①原因:大量左向右分流患者术前近期有呼吸道感染,术后呼吸道分泌物多易致呼吸道阻塞、肺不张或肺部感染;心功能不全;体外循环对肺功能产生损害;手术创伤。②临床表现:自主呼吸时呼吸费力,呼吸浅快,鼻翼翕动,吸气时出现三凹征。缺氧严重时出现神志改变、心率增快、发绀。血气分析提示动脉血氧分压低于 8.0 kPa(60 mmHg),二氧化碳分压高于 6.7 kPa(50 mmHg)。③治疗:应用呼吸机治疗,提高氧浓度,加用 PEEP;给予强心、利尿、激素和抗生素等药物治疗;静脉补充营养,保证热量供应。

低心排综合征及心力衰竭。①原因:肺动脉高压;右室切口损伤心肌;手术阻断升主动脉时间过长;心肌保护差;术后出现三度房室传导阻滞。②临床表现:血压下降,肢端湿冷,尿量减少,面色苍白,心率增快。③治疗:据失血量、每天出入量、生理需要量和生化检验等参数以及临床症状与体征等情况予以综合判断。为减轻心脏的负荷,应适当控制液体入量。一般应将中心静脉压控制在 0.1～1.2 kPa。应用血管活性药物,临床常首选多巴胺,根据病情和用药效果还可合用其他血管活性药物，如多巴酚丁胺、肾上腺素或异丙肾上腺素。

肺高压危象：发生于术前重度肺动脉高压患者，多因缺氧吸痰刺激所致，患者肺动脉压力急骤升高，来不及抢救，导致患者突然死亡。关键在于预防其发生，对于重度肺动脉高压的患者应充分镇静，维持正常的血氧浓度，尽量减轻吸痰时的刺激。

（二）法洛四联症的围术期护理

1.术前准备

（1）吸氧，每天2～3次，1～2小时/次。

（2）发绀严重者鼓励患者多饮水，预防缺氧发作。

（3）术前积极治疗注意扁桃体炎、牙龈炎和气管炎等感染病灶。

2.术后护理

（1）循环功能的维护：①术后输血或输血浆，使胶体渗透压达到正常值，血红蛋白为120 g/L左右，出量应略多于入量。术后避免用强效收缩血管药及对肾脏有毒性的抗生素，以免导致肾衰竭。②术后左房压与右房压大致相等，维持在1.2～1.5 kPa。③给予强心治疗。术后常规用多巴胺或多巴酚丁胺微量注射，以增强心肌收缩力，增加心脏兴奋性，一般2～6 μg/(kg · min)，剂量依据病情调整。

（2）呼吸功能的支持：①术后带气管导管回监护室，行呼吸机辅助呼吸，按机械通气常规护理。②呼吸机辅助时间应依病情而定，病情较轻、术后全身情况好者，术后6小时内即可改为间隙指令呼吸，减少呼吸次数，逐步停机。若动脉血氧分压在10.7 kPa(80 mmHg)以下者，或需用大量升压药才能维持血压者，应延长辅助呼吸时间。③术后认真检查肺部，查有无气胸、肺不张。肺不张左侧较易出现，往往因气管导管过深至右支气管所致，摄胸片可协助诊断。④拔除气管导管后予雾化吸入，注意呼吸道护理，以防肺不张及肺炎发生。

（3）并发症的观察与监护。

低心排综合征。①原因：病情重，远端肺血管发育不良，升主动脉右移骑跨过多，左室发育不良；心脏畸形矫正不满意；心肌保护不好；术后出现三度房室传导阻滞；血容量补充不足或过量；心脏压塞。②治疗：调整前负荷，术后及时输入全血、血浆，使中心静脉压至少维持在1 kPa，有些患者需维持在1.5 kPa以上才满足。减轻后负荷：术后早期，重视患者休息，保证睡眠，充分应用镇静剂，可减少全身用氧，减轻心脏负荷，并降低外周阻力，减轻后负荷。使用扩血管药物亦可减轻心脏后负荷，应用时注意血压的观察。增强心肌收缩力：除了用足洋地黄类药物外，还可应用儿茶酚胺类药物，常用多巴胺，根据病情和用药效果还可使用其他血管活性药物，如多巴酚丁胺、肾上腺素或异丙肾上腺素。延长呼吸机辅助时间：低心排时延长呼吸机辅助时间，提高氧分压减轻心脏及全身缺氧状况，有利于病情的好转。合理应用利尿剂：根据中心静脉压高低、尿量多少，分次给予呋塞米静脉注射。③其他：如维持电解质、酸碱平衡，抗感染、营养、保暖，加强心理护理。

灌注肺。①原因：法洛四联症体肺侧支循环丰富，体外循环造成肺内血液灌注淤滞；患者发绀重，血液黏稠度高；左室发育差，心脏收缩无力；肺动脉及右室流出道狭窄疏通后，肺动脉内灌注比术前明显增加；体外循环时间过长，血液破坏重；血浆胶体渗透压低，液体易于进入肺间质；补血补液过多过快，造成肺水肿；有残余左向右分流。②临床表现：呼吸急促、发绀，未脱离呼吸机者表现为自主呼吸增强、增快和鼻翼翕动；血痰或血水痰；血气分析示动脉血氧分压下降，动脉血二氧化碳分压上升；部分患者表现为烦躁不安，哭闹不停；早期呼吸音减低，中晚期出现湿啰音；气道压力升高＞2 kPa，有的甚至＞4 kPa，肺顺应性下降；胸部 X 线肺纹理增多，呈毛玻璃状。③治疗：呼吸机辅助期间，加用呼气末正压通气 0.5～1.0 kPa，法洛四联症患者对缺氧耐受性强，尽量不用纯氧长时间通气，以免加重肺损害。积极治疗肺水肿，严格控制液体入量。加强利尿剂，静脉滴注清蛋白或血浆，使血浆胶体渗透压保持在正常范围内。早期使用肾上腺皮质激素，抑制肺血管内血小板聚集，防止微血栓形成，减低毛细血管通透性，提高组织耐缺氧能力。预防和治疗肺部感染，应严格无菌操作，常规应用抗生素，根据痰培养和药敏试验结果选用敏感抗生素。④其他：如维持电解质、酸碱平衡，增进营养，加强心理护理和皮肤护理。

三度房室传导阻滞。①原因：法洛四联症多为嵴下型室间隔缺损，心脏传导束通过缺损后下缘，修补缺损后下缘时容易造成损伤，导致三度房室传导阻滞。②治疗：异丙肾上腺素经微量泵输入；使用心脏起搏器；使用激素、碳酸氢钠等辅助治疗。

残余分流。①原因：常见为撕脱；补片不合适；缝合针距不匀，针距过大者在复跳后张力大，易撕脱。②处理：小的残余分流，无血流动力学意义，且有自行闭合的可能，不需手术。中等量分流根据患者情况在 1 周以内再次手术。大量分流者，易致肝大、腹水，应积极再次手术。

九、冠状动脉搭桥术护理常规

(一)术前准备

同体外循环心脏手术前常规护理,并做到如下准备。

(1)冠心病患者多伴有其他并发症,需常规检查血糖、肝肾功能等。

(2)大隐静脉将用作旁路,要避免损伤和炎性反应。选用上肢静脉做静脉注射,禁忌下肢静脉注射或滴注。

(3)备皮范围在体外循环备皮基础上,还应包括下肢自膝关节上 1/3 至踝部。术前 1 天用 75%乙醇溶液擦拭 3 次,手术日晨 1 次。

(二)术后护理

(1)冠心病患者的早期血细胞比容保持 30%左右,不宜太高,由于搭桥血管早期水肿,血液黏稠度不宜过高。

(2)注意血压情况,血压过高会增加心脏的后负荷,适当应用扩血管药物。

(3)术后早期可适当用硝酸甘油,防止冠脉血管痉挛,改善血供。

(4)凡心脏泵患者,在应用主动脉内囊反搏机时,延长舒张期,使冠状动脉血管得到足够的血供和氧供,应密切观察术侧下肢血供。

(5)冠心病患者的血液黏滞度高,易发生深静脉栓塞,应鼓励患者早期活动。也可轮流抬高下肢,有利于静脉回流。用弹力绷带扎紧术侧肢体,减少下肢水肿。

(6)术后需抗凝治疗 3～6 个月。

十、胸主动脉瘤手术护理常规

(一)发病早期护理

1.加强疼痛护理

(1)加强对患者疼痛知识的健康教育和心理指导,全面评估患者的疼痛部位、持续时间、性质及疼痛伴随症状。

(2)及时遵医嘱给予疼痛药物治疗,达到充分镇静、有效镇痛,治疗后及时评估疼痛治疗效果,监测生命体征变化,观察镇痛的不良反应,并做好记录。

(3)限制患者活动量,入院后要求患者绝对卧床休息,以防止活动引起的血压升高。卧床期间加强巡视,满足患者生活需求。病室内尽可能保持安静,减少不良刺激,促进休息和睡眠。指导并帮助患者转移注意力,为患者提供舒适护理,降低患者对疼痛的感受性。

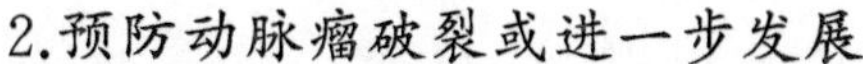

2.预防动脉瘤破裂或进一步发展

(1)控制血压:遵医嘱使用药物降低血压、缓解夹层段的主动脉壁压力。对中度高血压患者,应积极使用β-受体阻滞剂如艾司洛尔等;对重度高血压患者,协同应用硝酸盐类药物,控制收缩压于13.3～16.0 kPa(100～120 mmHg)。

(2)控制心率:心动过速时心脏收缩射血过频对主动脉产生冲击力是主动脉瘤或主动脉夹层破裂的另一主要原因,因此患者入院后应予心电监护,心率快者使用药物治疗,使心率在60～80次/分,减少每分钟心脏射血对病变主动脉壁的冲击次数。

(3)严格限制活动量:为防止血压突然升高,患者应卧床休息,急性胸主动脉夹层患者应严格卧床休息。入院后予持续吸氧,避免缺氧。检查尽量在床边进行,心脏超声明确诊断者不必再行CT或MRI检查,以免增加患者活动或延误手术时机,必要的检查需有专业医护人员随床护送。保持大便通畅,多进食新鲜的蔬菜和水果,必要时给予缓泻剂如酚酞等。

(4)实施个体化健康教育:通过健康教育,使患者了解疾病发展及转归,认识到维持稳定的血压对其疾病的重要性,配合治疗;向患者宣教疼痛评估的重要性,鼓励患者说出自己的感受;对患者进行饮食宣教,督促进食高蛋白、富含维生素及纤维素的食物,食物以清淡为主,以保持大便通畅。

(5)严密观察生命体征,正确判断病情:观察血压、心率、脉搏、呼吸、疼痛、神志、尿量及四肢末梢循环情况等,出现异常及时处理。

(6)确保血管活性药物药效:所有药物由微量注射泵控制由中心静脉通道输入,保证药物正确、匀速、持续输入;药物反应具有明显的个体差异性,使用时宜从小剂量开始,计算并记录每千克体重每分钟用药量,根据血压和心率调整剂量;用药时密切观察血压变化,防止药物使用不当引起低血压。

(二)术后护理

1.预防肺部并发症

(1)加强氧疗,术后早期呼吸机辅助呼吸,期间按机械通气常规护理。

(2)定期变换体位,行雾化吸入,协助进行有效咳嗽排痰,指导患者进行深呼吸。

(3)做好疼痛评估,根据疼痛程度进行治疗,落实患者自控镇痛常规护理。

(4)每天拍床旁胸片,以了解有无肺不张、肺充血、肺部感染及胸腔积液等,及时处理。

(5)遵医嘱使用抗生素预防肺部感染。

2.神经系统功能观察和维护

(1)术后观察患者双侧瞳孔大小和对光反射,麻醉清醒后观察四肢活动情况,及早发现神经系统并发症。

(2)术后出现短暂精神失常时,进行镇静、脑营养治疗和心理护理,并加强安全防护,避免意外损伤。

(3)术后发生昏迷,予以脱水、使用激素类药物和改善脑微循环等治疗,同时执行昏迷患者常规护理。

3.术后出血的预防和治疗

(1)控制血压于正常范围内,以防吻合口破裂出血。术后持续监测有创动脉压,根据血压调整血管活性药物的使用剂量,使动脉收缩压稳定于13.3～16.0 kPa(100～120 mmHg)。血压过高时使用硝酸甘油、硝普钠等扩血管药物。为确保药物疗效的正常发挥,应由微量注射泵控制滴速经专用深静脉通道输入。

(2)人工血管移植术后渗血多,注意观察中心静脉压值和胸管引流量。综合判断血压和中心静脉压,考虑是否存在血容量不足,并留置中心静脉置管供快速输血之需。

(3)术后保持心包、纵隔引流管通畅,同时观察引流液的量、性质和颜色,引流液量超过2 mL/(kg·h)及时通知医师,遵医嘱使用止血药物,并做好再次开胸止血准备。

4.肾功能的维护

(1)观察每小时尿量、尿色,测定尿比重、血生化、非蛋白氮、血 pH、肌酐、尿素值,判断有无肾功能不全。术后应根据血压补充容量,根据血细胞比容补给晶体液、血浆或全血,以防低血压。

(2)应用血管活性药预防低血压,维持血压在正常范围。

(3)每小时记录出入量,维持体液平衡。

(4)使用小剂量多巴胺微量注射泵持续输入,扩张肾血管。

(5)一旦出现肾功能不全症状,及时进行利尿治疗,或进行透析治疗。

5.防治外科感染

(1)术后严格执行无菌操作规程,定时使用抗生素,并适当延长使用时间。

(2)病情许可时尽早拔除各类置管,防止感染。

(3)给予高蛋白和维生素丰富的饮食,以增加血管愈合的能力,促进吻合口愈合。

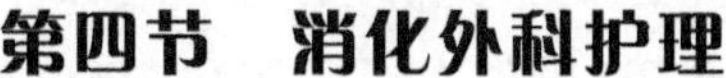

第四节　消化外科护理

一、上消化道大出血

(一)概述

上消化道出血是指屈氏韧带以上的消化道出血，包括食管、胃、十二指肠、胃空肠吻合术的空肠及胰、胆等，是常见急症之一。上消化道大出血是指在数小时内失血量超过 1 000 mL 或达循环总容量的 20%以上的消化道出血。

(二)病情观察与评估

(1)监测生命体征，观察脉搏及血压变化，常表现为脉搏增快、血压下降。

(2)观察有无头晕、口唇眼睑苍白、脉搏细速、心率加快、血压降低、肢端发凉、意识淡漠、昏迷等休克症状。

(3)观察患者呕血与黑便的次数、量及性状。出现头晕、心悸、乏力等症状，提示出血量＞400 mL。

(4)观察有无再出血征兆，如肠鸣音活跃、血压波动等。

(5)评估有无呕血致窒息、误吸的危险。

(6)评估患者有无恐惧、预感性悲哀等不良心理反应。

(三)护理措施

1.卧位与休息

绝对卧床休息，休克者取中凹卧位：抬高患者头胸部 10°～20°，抬高下肢 20°～30°。

2.保持呼吸道通畅

意识不清者头偏向一侧，及时清除气道内呕吐物，防止窒息或误吸。

3.用药护理

(1)立即建立静脉双通道，遵医嘱迅速补液、止血、输血治疗，观察用药效果。

(2)生长抑素类药物首次应用应在静脉推注后再持续泵入，使用过程中间断时间不超过5 分钟。

(3)血管升压素滴注速度应缓慢，严密观察有无血压升高、心律失常、心肌缺血等不良反应。冠心病患者忌用血管升压素。

(4)肝病患者忌用吗啡、巴比妥类药物以免诱发肝昏迷。

(5)避免使用损伤胃肠黏膜的药物,如阿司匹林,对乙酰氨基酚、吲哚美辛、布洛芬、泼尼松等。必须服用时,须在饭后服用,避免空腹服药,还可在服药前,先服用胃黏膜保护剂,如硫糖铝、枸橼酸铋钾、硝酸铋等。

4.三腔二囊管止血护理

(1)留置管道期间,每2～3小时检查气囊压力一次,气囊充气加压12～24小时后放松牵引,放气15～30分钟,如出血未止,再注气加压。

(2)防止胃囊充气不足或破裂导致气囊脱出,阻塞于喉部引起窒息。一旦发生气囊脱出,应立即抽出囊内气体,拔出管道。

(3)床旁备置三腔二囊管、血管钳及所需用物,以便紧急换管。

(4)做好鼻腔、口腔护理,保持湿润。

(5)饮食护理:活动性出血期禁食;出血停止后,给予无刺激、易消化、温凉流质,逐步过渡为半流质、软食。

(6)心理护理:安慰、体贴患者,消除其紧张恐惧心理。

(四)健康指导

(1)告知患者及家属疾病病因和诱因以及预防知识,减少再次出血的危险。

(2)戒烟、禁酒,避免过度劳累。

(3)规律进食,避免过饥过饱、过冷过热及粗糙、辛辣刺激性食物。

(4)教会患者及家属识别出血先兆并掌握应急措施:如出现头晕、心慌等不适或呕血、黑便时,立即卧床休息,呕吐时取侧卧位或头偏一侧,以免误吸,及时就医。

二、急性肝衰竭

(一)概述

急性肝衰竭是多种原因引起肝细胞缺血或坏死而导致肝功能严重受损,机体代谢功能发生紊乱,短时间内出现的严重临床综合征。常见原因为肝炎及肝硬化,也见于细菌、病毒感染,毒物中毒、药物性肝损伤、乙醇性肝损害、妊娠急性脂肪肝等。

(二)病情观察与评估

(1)监测生命体征,观察有无发热、心率增快、血压降低等表现。

(2)观察有无黄疸、乏力和食欲缺乏等黄疸型肝炎的表现;有无尿色加深,皮肤、黏膜及巩膜黄染。

(3)观察有无因腹水及内毒素导致肠麻痹而引起的腹胀。

(4)观察有无皮下出血、瘀点、瘀斑、鼻出血、黏膜出血等表现。

(5)观察患者有无行为或性格改变、辨向力或计算能力下降、兴奋或嗜睡等。

(6)观察有无少尿或无尿,肌酐或尿素氮升高等氮质血症表现。

(7)评估有无因意识障碍导致跌倒/坠床的危险。

(8)评估有无因活动受限、低蛋白血症、水肿、腹水等导致压疮的危险。

(三)护理措施

1.卧位与休息

卧床休息,取半卧位。

2.饮食护理

低盐、高糖、高维生素、易消化的流食或半流食,禁食蛋白质,以碳水化合物为主。禁食粗糙、干硬食物防止消化道出血。

3.用药护理

(1)治疗中有利尿剂、清蛋白、血浆时,先输清蛋白和血浆提高胶体渗透压,再予以利尿剂提高利尿效果。

(2)凝血因子要及时快速输入。

(3)尽量避免使用镇静药物或大剂量利尿剂。

(4)记录出入量:严重腹水患者限制液体入量,每天测量腹围和体重,记录24小时出入量。

(5)感染监测:监测体温、白细胞、降钙素原(PCT)、肺部X线变化,及早发现并处理感染征象,减少侵入性操作,严格遵循无菌技术原则。

(6)监测重要化验结果:监测出凝血时间、血常规、肝肾功能、电解质,保持水电解质酸碱平衡。

(7)人工肝治疗护理:①治疗前了解患者病史、病程时间,肝肾功能,特别是总胆红素、凝血酶原时间、血型、有无出血史、血小板计数,有无肝昏迷前期表现等,做到心中有数,以利治疗时的观察。②对血浆有过敏史者,治疗前预防性抗过敏治疗,可减少治疗中过敏的危险性,避免因过敏而造成治疗中断。具有高过敏体质患者可选用胆红素吸附治疗。③治疗过程中监测体温、脉搏、呼吸、血压、心率,发现异常及时处理。④治疗结束后复测生化检验指标,观察疗效。⑤妥善固定和维护血管通路,预防导管脱落和感染。

(8)跌倒、坠床预防:①患者出现精神或行为异常时专人守护,使用双侧床栏，必要时实施适当保护性约束，避免跌倒/坠床。②给活动移位困难的患者提供适当辅具，如厕时护理人员全程陪伴，移动时使用移位固定带辅助，避免跌倒、坠床。

(9)压疮预防：①卧床患者保持床褥清洁、平整、干燥。至少每2小时翻身一次，使用高规格弹性泡沫床垫，可延长至每4小时翻身一次，避免推、拖、拉、拽等动作。坐位患者每15～30分钟减压15～30秒。②为低蛋白血症、水肿患者制定营养干预计划，保证其摄入平衡膳食/营养补充制剂，必要时提供肠外肠内营养支持。③保持皮肤清洁、干燥，使用清水或pH为中性的皮肤清洁剂，易受浸渍处使用皮肤保护膜，不可用力擦洗或按摩骨隆突部位皮肤，热装置不直接接触皮肤。

(四)健康指导

(1)告知患者不要用手指挖鼻或用牙签剔牙、不用硬牙刷刷牙，注射后局部至少压迫10分钟，避免出血。

(2)告知患者避免劳累、暴饮暴食、饮酒、服用肝损害药物等诱发因素。

(3)指导患者出院后应全休1～3个月，出院后第一个月里每半个月复查相关指标1次，以后每1～2个月复查1次，半年后每3～6个月复查1次。病情稳定后可适当工作，避免重体力劳动或剧烈运动，肝功能正常3个月以上可恢复工作，但仍需定期复查。

(4)告知患者若出现胃部不适、呕吐、黑便、皮肤出血点等出血症状，或患者出现异常兴奋、定向力减退、行为异常等肝性脑病先兆时，及时就诊。

第五节　泌尿外科护理

一、泌尿外科手术一般护理常规

(一)一般护理

(1)按手术前后常规护理。

(2)部分泌尿系统疾病患者术前晚和(或)术晨应遵医嘱进行清洁灌肠或口服缓泻剂。

(3)观察伤口及引流情况，泌尿外科手术后一般6～7天拆线。

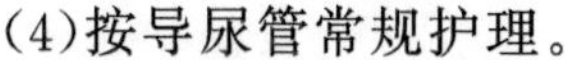

(4)按导尿管常规护理。

(二)膀胱冲洗护理

1.持续膀胱冲洗

(1)适用范围:主要用于前列腺电切、前列腺摘除、血尿等患者,需进行持续膀胱冲洗时,常用液体有生理盐水和无菌注射用水。

(2)操作要点:三腔导尿管的气囊腔注入无菌生理盐水 10～15 mL,以固定导尿管,主腔接冲洗液体持续冲洗,侧腔接无菌引流袋。

2.间歇膀胱冲洗

(1)适用范围主要用于尿道手术前和尿道手术后感染的治疗等。

(2)操作要点:①三腔导尿管气囊腔注入无菌生理盐水 10～15 mL,以固定导尿管,主腔按医嘱要求接冲洗用液体,侧腔接无菌引流袋。②双腔导尿管气囊腔注入无菌生理盐水 10～15 mL,以固定导尿管,主腔按医嘱要求接冲洗用液体,冲洗液在膀胱内保留 20～30 分钟后,撤除冲洗用液体,接无菌引流袋引流。如此交替,直至冲洗液澄清为止,冲洗液量一般以患者略感腹胀为宜。

3.护理要点

按导尿管一般护理除外,还要观察有无出血,经常挤压引流管道,若血块等堵塞导致引流不畅,连续挤压引流袋与尿管的连接部或通知医师,予以处理。

(三)出院指导

(1)休息与活动生活规律,保持心情愉快,适当活动,避免劳累,保持充足的睡眠。

(2)饮食与营养养成良好的饮食习惯,定时定量;加强营养摄入,进食清淡、易消化,富含蛋白质、维生素的食物,如鱼、豆制品等,少食易胀气、油脂类的食物;戒烟、酒,避免进食辛辣等对胃肠道有刺激性的食物。

(3)多饮水,多食高纤维素食物如芹菜、韭菜、香蕉等,以保持大便通畅;注意会阴部清洁卫生,防止泌尿系统感染。

(4)加强留置导尿护理,尿袋放置位置低于插管口,妥善固定,防止管道扭曲、打折;多饮水,注意观察尿量(每天尿量 2 000 mL 左右),保持会阴部清洁。定期夹管,锻炼膀胱储尿功能。

(5)遵医嘱按时服药,定期门诊复查。

二、肾脏疾病护理常规

(一)肾部分切除术

(1)按照泌尿外科疾病手术前、后常规护理。

(2)术前应完善静脉肾盂造影、腹部B超、CT、ECT等检查。

(3)告知患者术后需制动,解释制动的目的、时间以及卧床期间自我调节方法。

(4)术后护理制动1周,卧气垫床,卧床休息2～4周。

(5)监测生命体征,观察局部伤口情况,注意有无继发性出血;观察尿量,评估肾功能。

(6)保持各管道在位通畅,注意引流液颜色、性质、量的变化。

(7)观察并预防并发症,包括继发性出血、压疮、感染、深静脉血栓、坠积性肺炎、腹腔镜并发症(皮下气肿、肩背部酸痛)等。

(9)加强出院指导:①注意保护伤口,避免突然转身、大幅度扭腰等动作。②术后1个月内以卧床休息为主,防止继发性出血。③注意保护肾脏功能避免使用肾毒性强的药物,减少对肾脏的损伤。定期复查肾功能,肿瘤者检查有无复发及远处转移。

(二)肾全切除术

(1)按泌尿外科疾病手术前、后常规护理,完善静脉肾盂造影、腹部B超、CT、ECT等检查,了解对侧肾脏功能。

(2)术后护理:麻醉清醒、生命体征平稳后协助取半卧位;卧床休息1～3天,鼓励患者尽早下床活动。

(3)监测生命体征;观察有无继发性出血;观察尿量变化,了解对侧肾功能。

(4)观察并预防急性肾衰竭、出血、皮下气肿、肩背部酸痛等并发症。

(5)加强出院指导:①注意保护伤口,避免突然转身、大幅度扭腰等动作,防止伤口裂开。②饮食上注意选用优质蛋白,避免过量高蛋白饮食,加重对侧肾脏负担。③禁用肾毒性强的药物,减少对健侧肾脏的损伤。④观察尿量变化,注意有无水肿等症状,定期复查健侧肾脏功能,肿瘤者检查有无复发或远处转移。

三、膀胱疾病护理常规

(一)术前准备

(1)完善各项检验检查,了解膀胱镜检查和组织活检、B超、静脉肾盂造影检

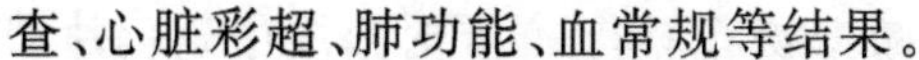

查、心脏彩超、肺功能、血常规等结果。

(2)对于拟行全膀胱根治术患者,应协助医师选取合适的造口位置。

(3)术前2小时内备皮,包括腹部、脐部、会阴、腹股沟、肛门及肛周。

(4)做好肠道准备,术前3天进半流质,口服甲硝唑400 mg每天3次;术前1天进流质,口服50%硫酸镁100 mL和5%葡萄糖氯化钠1 500 mL导泻,术前晚及术日晨清洁灌肠。

(二)术后护理

(1)肛门排气后拔除胃管进流质,逐渐过渡至半流质、普食。

(2)监测生命体征,电解质与血糖变化,注意患者心肺功能变化,观察伤口渗血情况。

(3)保持各管道引流通畅,妥善固定,明确标志,观察记录各管道引流液量、颜色。

(4)加强造口护理,术后72小时内观察造口血运情况、观察造口乳头有无变紫、变白。每天清洗造口1次;保持造口底板与造口袋的密闭性,防止漏尿。

(5)预防深静脉血栓、肠漏、高氯性酸中毒、肠梗阻与感染等并发症。

(三)出院指导

(1)预防复发:膀胱癌容易复发,应定期复查;多饮水,适量服用维生素C、维生素B_6及酸果汁以酸化尿液,可起到一定预防复发的作用;避免接触外源性致癌物质。

(2)指导患者掌握造口底板更换技术,造口乳头及周围皮肤自我护理方法。

(3)生活指导:①避免穿过紧衣服,防止造口受压。②多饮水,多进食含维生素C的食物、饮料,以提高尿液酸度,减少感染机会。③不更换底板沐浴时,造口护理器周围贴上防水胶布,避免水分渗入底板下,缩短使用时间。更换底板沐浴时,可将底板除去,同正常人沐浴。④半年内避免重体力劳动及举重等体育锻炼,减少腹内压增加的活动,防切口疝气的形成。应尽量避免摔跤等运动,以免意外受损。

四、前列腺疾病护理常规

(一)术前准备

(1)完善前列腺特异抗原(PSA)检验、前列腺穿刺检查。

(2)指导患者进行有效的肛提肌锻炼。

(3)做好肠道准备,术前3天进半流质,减少肠道积粪,必要时口服甲硝唑片抑制肠道菌群。术前1天进流质,口服50%硫酸镁100 mL和5%糖盐水1 500 mL导泻,术前晚及术日晨清洁灌肠,防止术中损伤直肠引起感染。

(4)术前2小时内备皮,包括腹部、会阴、腹股沟、肛门及肛周。

(二)术后护理

(1)麻醉清醒、生命体征平稳后协助取半卧位。

(2)肛门排气后拔除胃管进流质,逐渐过渡至半流质、普食。

(3)保持尿管有效牵引,保护牵引部位皮肤;保持膀胱冲洗通畅,观察尿液引流情况,了解患者有无腹胀等不适主诉,防止尿漏。

(4)监测生命体征,观察伤口渗血情况;注意观察患者心肺功能变化。

(5)妥善固定引流管,保持引流通畅,注意引流液的颜色、量和性质。

(6)根据患者恢复情况适时落实健康宣教内容。①导尿管夹管训练:术后2周左右,遵医嘱试行夹管1~2天,指导患者记录排尿时间和排尿量,膀胱容量达200~250 mL时拔管。②肛提肌训练:征得医师同意后指导患者继续进行有效的肛提肌训练,有利于术后尿失禁的发生。一般在术后10天左右,伤口愈合良好时开始。③皮肤护理:导尿管拔除后常出现不同程度的尿失禁,指导患者保持会阴部皮肤干燥清洁,防止湿疹。

(7)预防深静脉血栓、尿漏、性功能障碍、尿失禁、尿道狭窄等并发症。

(三)出院指导

(1)饮食指导,增加豆制品、蔬菜、水果的摄入,多食西红柿,积极控烟。

(2)坚持肛提肌锻炼,观察排尿改善情况。

(3)尿失禁期间合理安排饮水时间,减少晚间如厕,保证充足睡眠。

(4)定期门诊随访,术后定期复查PSA指标。

五、肾上腺疾病护理常规

(一)术前准备

(1)完善肾素-血管紧张素、促肾上腺皮质激素、醛固酮(立卧位)、皮质醇等检验,了解异常结果。

(2)了解术前降压药使用情况,监测血压、心率变化。

(二)术后护理

(1)麻醉清醒、生命体征平稳后协助取半卧位,鼓励患者尽早下床活动。

(2)排气后遵医嘱给予相应饮食及指导。

(3)严密监测生命体征,注意患者神志、血压、心率变化。

(4)保持各管道在位通畅,注意观察引流液颜色、性质、量的变化。

(5)根据患者恢复情况适时落实健康宣教内容。

(6)预防急性肾上腺皮质功能不全、肾上腺危象、气血胸、出血、腹腔镜并发症(皮下气肿、肩背部酸痛)等。

(三)出院指导

遵医嘱合理用药,定期测量血压的变化。

六、肾移植护理常规

(一)术前准备

(1)观察生命体征,按泌尿外科一般常规护理。

(2)摄入高热量、高维生素、低钠、适量蛋白饮食。

(3)测量身高和体重。

(4)预防呼吸道感染。

(二)术后护理

(1)准确记录每1小时出入量,根据尿量调整输入量,量出为入;监测电解质、尿常规、血常规变化,保持水电解质平衡。

(2)术后留置肾周引流管、尿管各一根,保持引流通畅;观察引流液的颜色、量、性质,并准确记录;肾周引流量如＞100 mL/h或引流液颜色鲜红、有血块引出时应立即通知医师。

(3)观察伤口敷料有无渗出。

(4)做好保护性隔离,房间通风、空气消毒、控制探视、严格无菌操作、做好口腔护理及皮肤护理等。

(5)保持大便通畅,患者3天未排便遵医嘱给予缓泻剂。

(6)观察有无排斥反应发生,密切观察患者体温、血压、尿量的变化及肾区有无肿胀,监测肾功能,有异常及时报告医师。

(7)按时准确服用免疫抑制剂,观察药物作用及不良反应。

(8)观察血糖变化,遵医嘱及时处理。

(三)出院指导

(1)自我监测体温、血压、体重变化,预防感染,及时发现排斥反应等并发症。

(2)饮食起居要有规律，避免过度疲劳，保证充足的睡眠和休息。禁止吸烟和酗酒。适当参加健身运动和社会活动，保持良好的心理状态。避免剧烈活动如跳跃、举重，可参加一些舒缓的锻炼，如散步、游泳等。

(3)按照医嘱服用免疫抑制剂，不得擅自减药或停药。

(4)预防呼吸道感染，避免到人多拥挤的环境，保持个人卫生、注意饮食卫生。

(5)饮食以低糖、低脂肪、高维生素和适量的优质蛋白为原则，减少发生糖尿病及心脏病的危险性。

(6)移植肾常规放在髂窝，比较表浅，因此要避免移植肾受挤压或撞击。

(7)每天记录 24 小时出入量，保持每天尿量在 2 000～2 500 mL，饮水量比尿量增加1 000 mL，气温高时饮水需适量增多，保证移植肾的血液灌注。

(8)在服降压药的情况下，收缩压＜18.7 kPa(140 mmHg)，舒张压＜12.0 kPa(90 mmHg)。

(9)终身门诊随访。

第六节 骨科护理

一、骨科手术一般护理常规

(一)一般护理

(1)按手术前、后常规护理。

(2)加强搬运护理：手术后应注意在骨科医师的指导协助下搬运和安置患者体位，并与手术室工作人员床边交接班以确保患者术后体位安置准确并处于功能位。

(二)疼痛护理

(1)有镇痛泵患者按自控镇痛术后常规护理。

(2)无镇痛泵患者：①按长海痛尺评估患者疼痛的程度，判断患者疼痛的性质。②创造良好的病室休息环境，减少外界的不良刺激，帮助患者分散注意力。③宣教手术后疼痛的规律：患者手术当天疼痛最明显，一般 3 天后明显改善。

④疼痛评估≥5分者遵医嘱给予止痛药。⑤给药后及时评估患者疼痛程度的变化。

(三)专科护理

(1)四肢术后用支架、支具或枕头等抬高患肢,一般高于心脏20 cm,有利于患肢血液回流,减轻肿胀。

(2)术后1~3天应密切观察患肢肿胀及血液循环的情况。肿胀分度法:Ⅰ度,较健侧轻微肿胀;Ⅱ度,皮肤肿胀,但皮纹尚存在;Ⅲ度,皮肤肿胀明显,皮纹消失;Ⅳ度,皮肤极度肿胀,皮肤上出现张力性水疱。

(3)观察伤口情况及引流液的色、质、量,保持引流管的通畅,并做好记录。若引流液的量24小时超过300 mL(考虑活动性出血)应及时报告医师,协助医师做好处理。引流管一般于48~72小时拔除。

(四)并发症护理

1.肺部感染

(1)症状:白细胞增高,体温增高,咳嗽、咳痰,且痰液黏稠,听诊有湿啰音。

(2)护理措施:①指导患者深呼吸及有效咳嗽、咳痰。②促进患者胸壁运动:秋千拉手牵拉上肢,增加胸壁运动幅度。③保持呼吸道清洁:给予叩背排痰;对全麻、高龄、痰液不易排出者,必要时遵医嘱给予雾化吸入每天2次。④鼓励患者多饮水,稀释痰液。

2.泌尿系统感染

(1)症状:尿频,尿急,尿痛。

(2)护理措施:按导尿管一般护理常规护理;导尿管一般术后1~2天拔除;长期留置导尿的患者每周一次做中段尿细菌培养及药敏试验。

3.压疮护理

(1)要求做到勤翻身、勤擦洗、勤更换、勤整理、勤观察、严格执行交接班制度。

(2)避免局部长期受压:鼓励和协助长期卧床患者,经常更换卧位,一般每2~3小时翻身一次,将骨隆突受压部位衬垫气垫、棉圈、棉垫等。

(3)避免潮湿、摩擦及排泄物的刺激:保持床单位平整、清洁、干燥,抬高床头时,一般不高于30°,半卧位时同时抬高床尾,防止身体下滑。

(4)加强营养,根据病情给予高蛋白、高热量、高维生素饮食。

4.便秘

(1)合理饮食:①指导患者多食用促进排便的食物,如粗粮、新鲜蔬菜、水果等。②摄取充足水分。③避免食用刺激性食物。

(2)养成定时排便习惯,3天以上未排便者应及时处理,加强宣教,嘱患者坚持功能锻炼,进行力所能及的活动。

(3)长期卧床患者顺时针方向按摩腹部数次,促进肠道蠕动。

(4)必要时遵医嘱使用开塞露纳肛或灌肠。

5.筋膜间隙综合征

(1)症状:早期为患肢持续性剧烈疼痛、疼痛与损伤程度不成比例,进行性加重。病情进展到缺血性肌挛缩阶段临床表现为"5P"症,即①由疼痛转到无痛;②苍白或发绀、大理石花纹状;③感觉异常;④肌瘫痪;⑤无脉。

(2)护理措施:①筋膜间隙综合征的患者,应行彻底减压术,术后伤口内留置引流管,保持引流通畅,观察引流液的性状及量,并做好记录。②术后对于伤口未缝合者,应密切观察伤口分泌物的性质和颜色,配合医师换药,清除坏死组织,同时注意保护患肢的伤口,严格无菌操作,保持敷料清洁、干燥。③定期做伤口分泌物细菌培养及药物敏感试验,预防伤口感染。④用药护理:筋膜间隙综合征早期,往往使用20%甘露醇和呋塞米减轻局部组织水肿。严禁在患肢穿刺注射并应减少连续使用同一局部静脉给药。用药后应观察药物疗效和有无不良反应。⑤营养支持:根据患者具体情况,给予营养支持。禁食者加强静脉营养支持;可经口进食者应鼓励患者多食高蛋白、高热量、高维生素、易消化食物;对于伤口渗出过多而存在低蛋白血症患者,应给予适当的输血或人血清蛋白。

6.下肢静脉血栓

(1)症状:患肢肢体肿胀、疼痛、血液循环障碍。

(2)护理措施:①术后麻醉消失后,即进行患肢股四头肌运动和踝泵运动。②术后观察下肢血运、肿胀、疼痛情况。③术侧肢体垫软枕抬高,鼓励多饮水,多运动,一旦发生应予患肢制动,禁止抬高患肢,禁止热敷和按摩。

7.脂肪栓塞

(1)症状:①胸闷、胸痛、咳嗽、气促。②谵妄、烦躁不安、嗜睡、昏迷等进行性意识障碍。③发热和出血点:发热多在38 ℃以上,发生在创伤后48小时内,并与脑症状同时出现。出血点:重点观察眼睑、颈、前胸、腋等部位。④体温、脉搏:如患者无其他感染迹象,而体温突然升至38 ℃以上,脉搏达120～200次/分,即提示脂肪栓塞的可能。

(2)护理措施:①严密观察病情变化,建立有效的静脉通道。②保持呼吸道通畅:按病情分别给予吸痰、给氧、高压氧、气管切开、机械通气治疗护理。③遵医嘱给予脑保护:减轻脑损伤,防止脑水肿。④做好保护性措施:通过床栏或使用约束带。注意患肢安全有效地制动,正确固定、牵引伤肢。在搬运翻身、更换床单、皮肤护理时动作轻柔。经常观察伤肢血运情况,及时处理过紧的石膏夹板或包扎物,抬高患肢。⑤合理使用药物:观察用药后反应,及时、准确有效地执行医嘱,切实做到抢救及时、用药准确、给药方法正确、给药时间无误、补液量无差。⑥给予低脂饮食,禁食脂肪餐,昏迷患者应禁食。

(五)出院指导

(1)一般患者于术后10～14天拆线。

(2)遵医嘱按时服用药,如有不适及时就诊。

(3)保持伤口敷料的干燥,如有红、肿、热、痛现象及时就诊,遵医嘱换药,如发生异常,及时就医。

(4)出院后,按医师指导,进行后期功能锻炼。

(5)定期门诊随访,一般为术后1个月,3个月,6个月等。

二、骨科创伤护理常规

(一)骨折

1.锁骨骨折

(1)术前两肩保持后伸、外展位;遵医嘱术前2小时内备皮,范围上至同侧乳突部,下至上臂下1/3,两侧过躯体正中线,包括腋下。

(2)术后6小时内平卧,可适当抬臂;两肩胛间垫一软枕,两肩后伸外展。

(3)并发症护理:①预防肺部感染。②预防肩肘关节强直:骨折局部与附近软组织易发生粘连,影响肩关节的活动度,做好家属工作,取得配合,共同协助督促患者锻炼。正确指导患者进行肩关节功能锻炼,麻醉清醒后立即开始患肢主动握伸拳、屈伸腕练习及主动耸肩练习,每天3次,每次15～30分钟。

(4)功能锻炼:麻醉清醒后即可进行肘关节的锻炼。方法:在肩关节制动的情况下,开始做握拳,伸指屈指,屈伸手腕,屈伸肘部等活动,每天3次,每次15～30分钟。鼓励患者进行深呼吸、躯干和下肢主动运动。经医师同意后,进行前臂内外旋等主动练习,幅度尽量大,逐渐增加用力程度。第二周增加捏小球,抗阻腕屈伸运动。被动或主动的肩外展、旋转运动。第三周增加抗阻的肘屈伸与前臂内外旋,仰卧位,头与双肘支撑做挺胸练习。

2.肱骨干骨折

(1)术前患肢宜行握拳运动,促进消肿;患肢用软枕抬高,高于心脏20 cm,

肘部屈曲90°;遵医嘱术前2小时备皮,范围上至同侧乳突部,下至上臂下1/3,两侧过躯体正中线,包括腋窝,修剪指甲。

(2)术后肘部屈曲90°,前臂稍旋前,肩臂固定带悬挂于胸前。

(3)加强局部观察:①观察患肢末梢血液循环,温度,肿胀。②观察患肢的皮肤的感觉及手指的活动度,观察有无桡神经的损伤症状:垂腕、拇指不能外展、掌指关节不能自主伸直,第1、2掌骨间背侧皮肤感觉消失。③将患肢屈肘90°悬吊于胸前,观察切口出血情况,较多时应向医师汇报并协助处理。

(4)并发症护理。①周围血管功能障碍(肱骨干骨折易损伤肱动脉)表现如下。皮肤颜色和温度变化:血流减慢,皮肤呈现发绀;若静脉回流受阻,则发绀加深;若动脉受阻,供血断绝,则皮肤呈苍白色。肢体末端疼痛:急性缺血后,肌肉很快丧失舒缩功能,被动牵拉时会产生剧痛。患肢肿胀,并出现感觉及运动障碍,即皮肤感觉会很快减弱或消失,肌肉发生麻痹。桡动脉搏动减弱或消失。护理措施包括:评估患肢皮肤的颜色及温度,受伤最初24小时内,每小时评估血管状态,并与未受损肢体进行比较;患肢固定后,仰卧位时头部稍垫高,患肢抬高,高于心脏20 cm,促进淋巴液和静脉回流,并指导患者活动患肢手指,减轻肿胀;外固定后,应密切观察患肢血液循环和足趾活动情况,及时调整,注意定期检查夹板、石膏松紧度,必要时松解夹板或石膏开窗减压,待肿胀消退后再给予有效外固定;若大动脉搏动消失提示有大血管损伤,及时通知医师。②周围神经受损(肱骨干骨折术后易引起桡神经的麻痹)桡神经损伤可表现为垂腕,伸指及拇指外展功能丧失。应注意评估有无运动、感觉及自主神经功能障碍表现;及时协助医师将骨折复位固定,解除骨折端对神经的压迫,同时避免反复手法复位。

3.骨盆骨折

(1)术前护理。①评估患者是否存在休克:密切观察生命体征的变化,给予心电监护、吸氧;观察尿量以及全身皮肤黏膜色泽等。②建立静脉通路:早、足、快的补充血容量,防止患者发生低血容量性休克。③观察患者神志、皮温、色泽:精神状态是脑组织血液灌流全身血管的反应,而皮肤温度色泽是体表灌流情况的标志。护士要密切观察,如患者表情淡漠、烦躁、谵妄或嗜睡、昏迷,反应脑部血液循环不良;皮肤苍白,干燥,四肢冰凉说明情况仍存在,协助医师进一步处理。④缓解患者疼痛:要多人协助搬动患者,避免推拉。⑤心理护理:稳定患者的情绪,向患者解释与手术相关的知识,减轻患者对手术的恐惧和焦虑。⑥按骨科手术前以及牵引常规护理。⑦遵医嘱术前2小时备皮:包括女患者会阴部。

(2)术后护理:加强病情观察,监测生命体征,观察患侧肢体端血液循环及伤

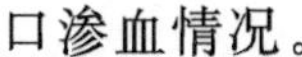

口渗血情况。

(3)并发症:①预防肺部感染、压疮、泌尿系统感染、脂肪栓塞与下肢静脉血栓形成等并发症。②休克:患者感到口渴,表情淡漠,烦躁不安,谵妄或嗜睡;面色苍白,四肢湿冷,脉搏细速,血压下降,少尿或无尿;腹痛、腹胀及腹肌紧张。护理措施为立即建立2条或2条以上的静脉通道,补充血容量;吸氧;监测生命体征;监测尿量;观察精神状态,皮肤温度、色泽;尽量减少搬动患者。③神经损伤:表现为臀肌、腘绳肌和小腿腓肠肌群的肌力减弱,足下垂,小腿后方及足外侧部感觉丧失,有时踝反射消失。护理措施:观察有无神经损伤症状;及早鼓励并指导患者做抗阻力肌肉锻炼,定时按摩,促进局部血液循环,防止失用性萎缩;有足下垂时,使用蹬脚箱,保持踝关节功能位,防止跟腱挛缩畸形。④会阴部或直肠损伤:表现为下腹疼痛,腹胀及里急后重感;肛门出血、疼痛、触痛。护理上应密切观察腹部及肛门局部情况,发现异常,积极配合医师给予禁食、输液,预防性应用抗生素,并做好急诊手术准备。对行结肠造口术患者,注意保持造口周围皮肤清洁干燥,每天温开水擦洗后外涂氧化锌膏,更换污染敷料;经常观察造口周围皮肤和组织有无感染的现象,并注意体温的变化;给予高营养饮食。对肛管周围感染的患者,观察伤口引流情况,并及时更换敷料。术后保证会阴部清洁,用高锰酸钾液冲洗。便后用温水擦洗,保持干燥,引流通畅。会阴部及肛门创面每天用3%过氧化氢、1/2 000呋喃西林、擦洗2次。观察伤口分泌物的色泽、气味、必要时送细菌培养或药敏。

(4)功能锻炼。①不影响骨盆环完整的骨折:单纯一处骨折,无合并伤,又不需复位者可卧床休息,仰卧与侧卧交替(健侧在下)。早期在床上做上肢伸展运动,下肢肌肉收缩以及足踝运动。伤后1周后半卧及坐位练习,并作髋关节、膝关节的伸屈运动。伤后2~3周,如全身情况尚好,可下床站立并缓慢行走,逐渐加大运动量。伤后3~4周,不限制活动,练习正常行走及下蹲。②影响骨盆环完整的骨折:伤后无并发症者,卧硬板床休息,并进行上肢活动。伤后第2周或内固定后5~7天可由卧位改成半坐位,进行下肢肌肉收缩锻炼,如股四头肌收缩,踝关节背伸和足趾伸屈等活动。伤后第3周在床上进行髋、膝关节的活动,先被动后主动。伤后6~8周(骨折临床愈合),拆除牵引固定,可扶拐下地活动。8~12周可由部分负重到完全负重,并弃拐负重步行。

4.髋臼骨折

(1)术前同骨盆骨折外,还需早期固定,避免骨折断端的移位导致疼痛。

(2)术后应加强病情观察,监测生命体征,观察患侧肢体端血液循环及伤口渗血情况。

(3)预防肺部感染、压疮、泌尿系统感染、脂肪栓塞与下肢静脉血栓形成等并发症。

5.股骨颈骨折

(1)按骨科手术前、后常规护理,按牵引常规护理。

(2)遵医嘱术前 2 小时皮肤准备,上至剑突以下,下至膝关节以上,前面超过腹中线 6～7 cm,后面超过脊柱 6～7 cm。

(3)手术后患肢可用软枕抬高,高于心脏 20 cm,卧床时两腿之间放一枕头或三角枕,使患肢呈外展中立位,可穿丁字形防旋鞋。

(4)加强生命体征监测,同时观察患肢血液循环及伤口渗血情况。

(5)术后第一天床头可抬高 30°;术后 1 周内,髋关节屈曲不超过 60°;术后第二周,髋关节屈曲近 90°;以平卧位为主;侧卧位需在医师的指导下,健肢在下,患肢在上,两腿间垫软枕。

(6)预防肺部感染、压疮、泌尿系统感染、脂肪栓塞与下肢静脉血栓形成等并发症。

(7)预防髋关节脱位。①症状:脱位时常伴有沉闷的声音;关节不能转动;运动时疼痛加剧;两侧肢体不等长、不对称。②护理措施:从手术床移至病房时,应有专人保护髋关节,避免牵拉肢体;平卧位患肢外展 15°～30°并保持中立,两腿间放置自制三角枕,患足穿防旋鞋;术后两天可以坐起,后路手术患者采用半坐位而不是正常坐位,髋关节屈曲不超过 30°,一周内髋关节屈曲不超过 60°,起身时避免向前弯曲。前路手术患者允许术后髋关节 90°屈曲坐位;加强肌群力量锻炼;股四头肌训练,踝泵运动,抬臀练习,髋部屈曲练习。

(8)加强功能锻炼:术后第一天,进行股四头肌静力性收缩和踝关节背屈运动,每天 3 次,每次 10～15 分钟。术后 4～5 天,下肢肌力主动锻炼,每天 3 次,每次 10～15 分钟。下床前先将床头摇高 45°～60°,练习坐位。术后 2 周开始负重逐步加大,直至脱拐。

(9)加强出院指导:注意控制饮食,保持正常体重。术后 3 月内避免做内收内旋,过度外旋及屈髋大于 90°的动作,避免侧卧,不在床上屈膝而坐,不做仰卧起坐,不盘腿及交叉双腿,不坐矮椅子,矮凳、小轿车、不弯腰拾东西,不做穿脱靴子动作,不做下蹲运动,术后半年内尽量减少侧卧和坐位。避免剧烈运动,防止跌倒,如发现髋关节局部疼痛、活动受限、患肢缩短,立即制动,及时就诊。

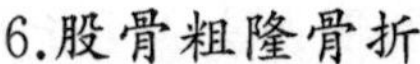

6.股骨粗隆骨折

(1)按骨科手术前、后常规护理。

(2)遵医嘱手术前2小时皮肤准备:范围上至肋缘,下至患肢膝关节,前后均超过躯体中线,剃阴毛,清洁脐孔,修剪指甲等。

(3)术后6小时内平卧,患肢用软枕或下肢海绵垫抬高,一般高于心脏20 cm,呈外展中立位;麻醉清醒后可协助患者向健侧翻身,两腿间夹一软枕,防止髋内翻畸形。

(4)预防肺部感染、压疮、泌尿系统感染并发症。

(5)预防髋内翻畸形:一旦发生表现为颈干角<110°。早期满意的整复和有效固定是防止发生髋内翻畸形的关键,因此,对于采用非手术治疗如骨牵引后患者,应向其说明正确体位的重要性和必然性,以取得积极配合。保持牵引的有效性,保持患肢外展位,避免过早负重,应在术后12周X线骨折愈合后再完全负重。

(6)加强功能锻炼:麻醉清醒后即行患肢股四头肌静力性收缩和踝关节主动背屈运动每天3次,每次15~30分钟;术后2~3天行屈膝、屈髋锻炼,幅度20°~30°,每次15~30分钟。

7.股骨干骨折

(1)按骨科手术前、后和牵引常规护理。

(2)术前应密切观察患肢肿胀度,感觉运动,皮温;指导患者学会股四头肌等长收缩方法,可先从健肢开始,术后再练习患肢;指导患者学会踝泵运动。

(3)遵医嘱术前2小时备皮,范围同股骨颈骨折。

(4)术后注意预防肺部或泌尿系统感染、压疮、脂肪栓塞与下肢静脉血栓形成等并发症。

(5)加强功能锻炼:麻醉清醒后即可进行患肢股四头肌静力性收缩和踝关节主动背屈运动,每天3次,每次15~30分钟;术后2~3天患肢行屈膝、屈髋运动,幅度20°~30°,每次15~30分钟。并配合做髌骨被动活动,骨折愈合前禁止做主动直腿抬高运动。

8.髌骨骨折

(1)按骨科手术前、后和石膏常规护理。

(2)指导患者学会股四头肌等长收缩,可先从健肢开始,术后再练习患肢。教导患者学习推髌方法(髌骨上下、左右活动),先在健侧开始练习。

(3)遵医嘱术前2小时备皮,范围以患肢膝关节为中心,上、下各20 cm。

(4)加强功能锻炼:①患者麻醉清醒后,即指导患者进行股四头肌等长收缩,每天3次,每次15～30分钟,以防止股四头肌粘连、萎缩、伸膝无力,为下地行走做好准备。②遵医嘱如无禁忌,应随时进行推髌练习,以防止髌骨的关节面粘连。③膝部软组织修复后就可开始行直腿抬高练习。④伤口拆线后,如局部无积液,肿胀,可扶拐下地,但患肢不要负重。⑤石膏拆除后,因为膝关节经过长时间的固定,会有不同程度的功能障碍,可以先采取被动的膝关节屈曲运动,再到患者主动运动。被动运动可视患者情况而定,不可强求屈伸,以免引起新的损伤。

9.胫骨平台骨折

(1)按骨科手术前、后常规护理。

(2)指导患者进行患肢踝泵运动,减轻患肢水肿,促进血液循环。

(3)指导患者学会股四头肌等长收缩方法,可先从健肢开始,术后再练习患肢。

(4)遵医嘱术前2小时备皮,范围患肢上至膝关节上方10 cm,下至膝关节下方10 cm。

(5)术后密切观察肢体远端血运、温度、颜色、肿胀程度、感觉及运动情况,发现血液循环障碍,报告医师处理。

(6)预防肺部感染、压疮、泌尿系统感染、筋膜间隙综合征、周围血管功能障碍(足背动脉搏动减弱或消失)与下肢静脉血栓形成等并发症。

(7)预防周围神经(腓总神经)损伤:一旦腓总神经损伤后表现为小腿外侧和足背麻木或感觉消失;运动表现为小腿伸肌群的胫前肌、拇长短伸肌和腓骨长短肌瘫痪,出现足下垂内翻畸形;自主神经功能障碍表现为支配区皮肤温度低、无汗、光滑、萎缩等。在护理上应注意及时评估有无运动和感觉及自主神经功能障碍表现;及时协助医师将骨折复位固定,解除骨折端对神经的压迫,同时避免反复手法复位;对于石膏夹板固定后患者,注意观察患肢运动,固定前,在腓骨头后加用足够的衬垫保护,并经常检查衬垫有无卷曲。夹板及石膏固定后给予正确体位,告知患者患肢严禁外旋。

(8)加强功能锻炼:患者麻醉清醒后,就要指导患者进行股四头肌等长收缩,患肢踝关节背屈运动,每天3次,每次15～30分钟,以防止股四头肌粘连、萎缩、伸膝无力,为下地行走做好准备;术后第三天即可进行膝关节的伸屈运动,每天3次,每次15～30分钟。

10.踝关节、跟骨骨折

(1)按骨科手术前、后护理常规。

(2)指导患者学会股四头肌等长收缩方法,可先从健肢开始,术后再练习患肢。

(3)遵医嘱术前2小时备皮,患肢上至膝关节下方10 cm,下至足趾。

(4)预防肺部感染、压疮、泌尿系统感染、脂肪栓塞与下肢静脉血栓形成等并发症。

(5)加强功能锻炼。

患者麻醉清醒后,就要指导患者进行膝关节、趾间关节的活动,股四头肌等长收缩,每天3次,每次10～15分钟;限制踝关节跖屈,以免影响骨折处固定;术后3天就可开始行直腿抬高练习;术后6～8周去除外固定,练习踝关节背伸和跖屈,在逐步练习下地走路。

(二)骨髓炎、化脓性关节炎

1.术前护理

(1)按骨科手术术前常规护理。

(2)遵医嘱术前2小时进行皮肤准备:范围以患肢相应手术切口为中心,上下各20 cm。

2.术后护理

(1)按骨科手术术后常规护理。

(2)体位:患肢垫软枕或海绵垫抬高约20 cm,有利于患肢消肿,促进患肢血液循环;保持固定效果,限制患肢活动以减轻疼痛,并防止病理性骨折和关节畸形。

3.病情观察

(1)注意观察全身症状和局部表现;观察局部冲洗引流液的量、颜色、保持引流管通畅。防止引流液逆流:滴入管应高于床面60～70 cm,引流瓶应低于患肢50 cm。

(2)注意观察药物不良反应,警惕发生双重感染。

(3)注意保持冲洗通畅,冲洗速度60～80滴/分,同时每隔2～3小时加快1次,使其呈水流状速度冲洗3～5分钟,避免血块堵塞。

(4)注意观察皮肤情况,防止压疮发生。

(5)患肢固定于功能位,注意观察固定效果。

4.并发症

预防坠积性肺炎、压疮与泌尿系统感染等。

(1)预防肌肉萎缩、关节挛缩:一旦发生表现为患肢较健肢细,患肢关节活动受限。应重视功能锻炼:若肢体固定不能进行关节活动时,指导患者进行肌肉的等长收缩,每天进行100～500次,以感觉肌肉有轻微酸痛为度。

(2)按摩患肢,未固定的患肢如无禁忌应进行主动活动。

(3)全身做引体向上、抬臂和深呼吸,以促进血液循环、改善心肺功能。

5.功能锻炼

(1)患肢固定保持患肢关节功能位。

(2)制动期间做肌肉的等长收缩。

(3)指导患者进行秋千拉手抬臂运动。

(4)鼓励患者逐渐进行关节屈伸功能练习。

三、骨关节疾病护理常规

(一)人工肩关节置换术

(1)按骨科手术前、后常规护理。

(2)术前指导功能锻炼,进行悬摆、爬墙运动。

(3)做好手术野皮肤准备,上至颈部,下至肘关节,前面至胸骨,后面至脊柱,包括腋窝的皮肤。

(4)术后患肢外展支架固定制动;肩肘关节带固定;监测生命体征并观察患侧肢端血液循环及伤口渗血情况。

(5)加强脱位、肌肉萎缩、关节僵直与感染等并发症的观察与预防。

(6)加强功能锻炼:①术后第1天,患肢肌肉舒缩锻炼及肘、腕、指间关节锻炼。②术后第3天,开始肩关节被动运动。③术后2周肩关节进行主动锻炼。

(7)加强出院指导:①遵医嘱按时服药,术后6～8周门诊随访,根据情况指导后期功能锻炼。②患肢避免提重物,减少肩关节负重;注意安全,避免外力撞击肩关节。

(二)人工肘关节置换术

(1)按骨科手术前、后常规护理。

(2)指导进行悬摆、爬墙运动等功能锻炼。

(3)手术野皮肤准备包括肘关节上、下各20 cm。

(4)术后患肢用软枕抬高,肘关节呈屈曲功能位。

(5)监测生命体征,观察患侧肢端血液循环及伤口渗血情况。

(6)保持各种导管通畅,注意引流液的性质和量。

(7)加强神经损伤、脱位、肌肉萎缩、关节僵直、感染等并发症的观察与预防。

(8)加强功能锻炼指导:①手术当天,患肢肌肉舒缩锻炼及腕、指间关节主动锻炼。②术后第1～3天,肘关节被动运动,伸屈活动小于30°。③术后2周内,肘关节活动度90°以内,轻度旋前10°至旋后10°。④伤口愈合后,肘关节活动度尽可能完成至最大范围。

(9)出院指导:①遵医嘱按时服药,门诊随访,根据情况指导后期功能锻炼。②患肢术后6周内避免负重;注意安全,避免外力撞击肘关节。

(三)全髋关节置换术

(1)按骨科手术前、后常规护理。

(2)术前指导功能锻炼,如秋千拉手抬臀、股四头肌收缩、踝关节的主动背伸和跖屈活动。

(3)做好手术野皮肤准备,即上至剑突以下,下至膝关节以上,前面超过腹中线6～7 cm,后面超过脊柱6～7 cm。

(4)监测生命体征,观察患侧肢端血液循环及伤口渗血情况。

(5)保持各种导管通畅,注意引流液的性质和量。

(6)正确选择卧位,术后患肢呈外展中立位:①术后第1天,床头可抬高30°。②术后1周内,髋关节屈曲不超过60°。③术后第2周,髋关节屈曲近90°。④平卧位为主;侧卧位需遵医师的指导,健肢在下,患肢在上,两腿间垫软枕。

(7)加强关节脱位、深静脉血栓、压疮、肌肉萎缩、感染等并发症的观察与预防。

(8)加强功能锻炼指导:①术后第1天,进行股四头肌静力性收缩和踝关节主动活动。②术后4～5天,下肢肌力主动锻炼。③离床前准备,先将床头摇高45°～60°练习坐位。④术后1周鼓励下床,使用助步器或拐杖,但患肢不负重。⑤术后2周开始负重逐步加大,直至脱拐。

(9)出院指导:①遵医嘱按时服药;术后6～8周门诊随访,根据情况指导后期功能锻炼。②控制饮食,保持正常体重。③术后3个月内避免做内收内旋,过度外旋及屈髋大于90°的动作。④避免剧烈运动,如发现髋关节局部疼痛,活动受限,患肢缩短,立即制动,及时就诊。

(四)全膝关节置换术

(1)按骨科手术前、后常规护理。

(2)指导术前功能锻炼,即行秋千拉手抬臀、股四头肌收缩、踝关节主动背伸和跖屈活动。

(3)做好手术野皮肤准备,患肢膝关节上下 20 cm。

(4)术后患肢用软枕抬高。

(5)监测生命体征,观察患侧肢端血液循环及伤口渗血情况。

(6)保持各种导管通畅,注意引流液的性质和量。

(7)观察与预防深静脉血栓、压疮、肌肉萎缩、关节僵直、感染等并发症。

(8)指导功能锻炼:①术后第 1 天,膝关节保持过伸位,进行股四头肌静力性收缩和踝关节主动活动。②术后 3~5 天,膝关节进行被动的弯曲运动,或遵医嘱行患肢运动。③术后 1 周鼓励下床,使用助步器或拐杖,但患肢不负重。④术后 2 周开始进行抗阻力屈膝及伸膝锻炼。

(9)出院指导:①遵医嘱按时服药;术后 6~8 周门诊随访,根据情况指导后期功能锻炼。②控制饮食,保持正常体重。③避免剧烈运动,防止跌倒。

四、脊柱疾病护理常规

(一)脊柱肿瘤

(1)按骨科手术前、后常规护理。

(2)术前评估截瘫平面和程度,以便术后对照。

(3)协助患者选择合适的颈托或者腰围,并告知使用方法。

(4)腰椎前路手术患者,术前晚及术晨遵医嘱给予清洁灌肠。

(5)术前 2 小时内备皮,范围以手术切口为中心,上下各 20 cm,两侧过腋中线。

(6)术后平卧,颈椎术后应保持颈椎中立位,颈部两侧置砂袋,胸腰椎术后应轴线翻身。

(7)严密观察生命体征变化,遵医嘱心电监护。

(8)颈椎术后注意呼吸情况,保持呼吸道通畅,给予雾化吸入 2 次/天,警惕呼吸麻痹。

(9)鼓励患者深呼吸,协助患者拍背,咳痰,防止肺不张及肺炎的发生。

(10)加强引流管护理:一般术后 72 小时内放置负压吸引,首先防止扭曲、受压、脱落,密切观察引流液的量、颜色,24 小时内引流液不能超过 500 mL,且观察敷料有无渗血。

(11)观察截瘫恢复情况和有无加重,包括肌力、感觉、反射和大小便等。

(12)做好大小便的护理,对留置导尿的患者,进行个体化放尿训练,鼓励多饮水。

(13)加强功能锻炼:指导患者进行主动或被动功能锻炼。①颈椎肿瘤:术后在医师的指导下下床行走锻炼。加强四肢的锻炼,包括上肢的握拳伸屈活动和下肢

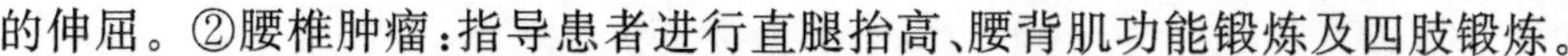

的伸屈。②腰椎肿瘤：指导患者进行直腿抬高、腰背肌功能锻炼及四肢锻炼。

(14)加强出院指导：①指导患者选择营养丰富，高蛋白，适量脂肪，粗纤维，易消化饮食。②颈椎术后患者，佩戴颈托3个月，加强四肢功能锻炼。③腰椎术后患者，卧床3周，下床活动时佩戴腰围3个月，避免剧烈运动，以防外伤。④指导患者正确提物的方法，尽量减少弯腰或低头的动作，避免扭转身体或伏在桌面上。⑤指导患者行腰背肌和下肢的功能锻炼，不能自主锻炼者，定时按摩下肢肌肉和做关节的主动和被动活动，防止进行性肌萎缩和关节僵硬，告知患者功能锻炼是一个缓慢渐进的过程。⑥3个月后门诊复查，病情有变化时随时就医。

(二)脊柱脊髓损伤

(1)同脊柱肿瘤手术前、后常规护理。

(2)术后卧气垫床，全麻清醒后给予垫枕，术后4～6小时给予翻身，以后每2小时1次。

(3)妥善固定导管，保持引流通畅。观察切口情况及引流液的色、质、量，并做好记录。

(4)观察截瘫平面有无变化，瘫痪肢体的感觉、运动及反射等功能的情况。

(5)预防并发症。①预防呼吸道感染：给予翻身叩背、鼓励患者咳嗽、咳痰；雾化吸入；注意保暖，指导患者经常做深呼吸运动；多饮水；必要时给予吸痰；床旁备电动吸引器。②泌尿系统感染、结石及排尿异常护理：严格按无菌操作；选择适宜的导尿管及保持引流管通畅；会阴护理每天2次；饮水2 000 mL/d；尿路监测；必要时给予膀胱冲洗；早期拔管，反射性膀胱形成即可拔管。③便秘或排便失禁护理：给予粗纤维饮食、必要时给予药物；必要时给予灌肠；顺时针按摩腹部，促进肠蠕动。反射性排便训练，形成定期排便模式。④预防压疮：轴线翻身每2小时1次，可以有2人翻身、3人翻身、平卧改侧卧、侧卧改平卧；床单位平整干燥；皮肤清洁及干燥；多饮水2 L/d，加强营养。高热护理：物理降温；补充水分；增加营养；控制室内温度22～25 ℃；皮肤护理。

(6)做好牵引护理：①体位，屈曲型、后伸位伸展型、中立位；②轴线翻身。

(7)加强功能锻炼：指导未瘫痪肢体的主动锻炼及瘫痪肢体的被动锻炼。

(8)加强出院指导：①注意保护脊髓，防止再损伤。搬运时需保持头部与躯干部成轴线。②瘫痪肢体保持功能位，定时被动活动及按摩。③定期门诊复查，出现切口疼痛、发热等异常情况，及时到医院复诊。

第四章 儿科护理

第一节 儿科常见症状护理

一、发热

(一)概述

发热是机体在致热源作用下或各种原因引起机体产热增加而散热减少,导致体温升高超出正常范围(腋温 37 ℃,口腔温度 37.3 ℃、肛温 37.7 ℃)。发热可分为感染性发热和非感染性发热。以感染性发热多见,是机体对致病因子的一种全身性防御反应。临床分级:以口腔温度为例,37.3～38 ℃为低热、38.1～39 ℃为中等热、39.1～41 ℃为高热、41 ℃以上为超高热。

(二)病情观察与评估

1.生命体征

监测生命体征,密切观察热型。热型及伴随症状对疾病诊断具有重要作用。不同疾病原因呈现的热型不同,临床常见热型如下。

(1)稽留热:体温维持在 39 ℃以上达数天或数周,24 小时内体温波动范围不超过 1 ℃,常见于大叶性肺炎、伤寒、流行性脑脊髓膜炎等。

(2)弛张热:体温常在 39 ℃以上,波动幅度大,24 小时内波动范围超过 2 ℃,常见于化脓性炎症等。

(3)间歇热:体温骤升达高峰后持续数小时,又迅速降至正常水平,高热期与无热期反复交替出现,常见于疟疾、急性肾盂肾炎等。

(4)波状热:体温逐渐上升达 39 ℃或以上,数天后又逐渐下降至正常水平,持续数天后又逐渐升高,常见于布氏杆菌病。

(5)回归热:体温急剧上升至 39 ℃或以上,持续数天后又骤然下降至正常水平。可见于回归热、霍奇金淋巴瘤等。

(6)不规则热:体温曲线无一定规律,常见结核病、风湿热、支气管肺炎等。

2.症状体征

(1)观察有无寒战、面色潮红、四肢发凉、皮肤灼热、头痛、头晕、虚脱等。

(2)观察意识状态、肌张力有无增高等惊厥先兆。

(3)观察有无皮疹、出血点、口腔黏膜改变等。

3.安全评估

评估有无因惊厥导致外伤的危险。

(三)护理措施

1.体位与休息

协助取舒适体位,卧床休息。

2.体温护理

(1)物理降温:根据病情选用冷敷(用冰袋或冷湿毛巾置于额部或枕部大血管部位)或温水浴(颈、胸、背及四肢大血管等处擦洗),降温时注意肢端保暖,避开心前区,降温 30 分钟后复测体温。

(2)药物降温:体温超过 38.5 ℃,遵医嘱予以解热镇痛药,如口服泰诺林,用药后观察有无皮疹,24 小时用药不超过 4 次。降温 30 分钟后复测体温,动态监测体温变化,注意有无虚脱现象。

3.饮食护理

嘱多饮水,饮食以流质(牛奶、豆浆、蛋花汤)或半流质(面条、粥、蛋羹)食物为主,以清淡为宜,适当补充新鲜水果及果汁,水果以梨、西瓜、橙等。避免吃油腻、辛辣及生冷食物。

4.口腔护理

每天口腔护理 2～3 次,进食前、后均应漱口,保持清洁,预防感染,增进食欲。观察口腔黏膜变化。

5.皮肤护理

大量出汗时,及时擦干汗液并更换衣服及床单,保持皮肤清洁干燥,防止受凉感冒。

6.外伤预防

出现躁动不安或惊厥,应专人守护,防止坠床、舌咬伤,必要时采用床档、约束带保护。

(四)健康指导

1.住院期

(1)告知家属物理降温方法及退热药使用注意事项。

(2)指导患儿穿着宽松、棉质、透气的衣服,利于汗液排出。

2.居家期

(1)指导家属正确测量体温,便于及早发现不适。

(2)减少到人流密集处,避免交叉感染。

(3)养成良好生活习惯,加强锻炼,增强体质,避免感冒受凉。

二、惊厥

(一)概述

惊厥是指全身或局部骨骼肌群不自主收缩,以强直性或阵挛性抽动为主要表现。常伴有不同程度意识障碍。惊厥是小儿常见的急症,尤其多见于婴幼儿,反复发作可引起脑组织缺氧性损害。引起惊厥原因有感染因素及非感染因素。

(二)病情观察与评估

1.生命体征

监测生命体征,观察呼吸频率、节律变化。观察有无呼吸突然急促、不规则、暂停及体温骤升。

2.症状体征

(1)观察有无惊厥发作时的典型表现,如意识丧失、双眼凝视、口吐白沫、牙关紧闭、阵发性苍白或发绀、面部或四肢肌肉呈强直性和(或)阵挛性收缩。婴幼儿惊厥有时表现不典型,仅表现为口角、眼角抽动,一侧肢体抽动或双侧肢体交替抽动。新生儿惊厥常表现为呼吸节律不齐或暂停,阵发性青紫或苍白,双眼凝视,眼球震颤,眨眼动作或吸吮、咀嚼动作等。

(2)观察惊厥持续时间、发作频率。

3.安全评估

(1)评估有无因惊厥导致窒息的危险。

(2)评估有无因惊厥导致外伤(舌咬伤、骨折和(或)脱臼)的危险。

(三)护理措施

1.惊厥的预防与护理

(1)减少惊厥诱因:3 岁前儿童易发生惊厥,应减少导致惊厥的诱因,高热者

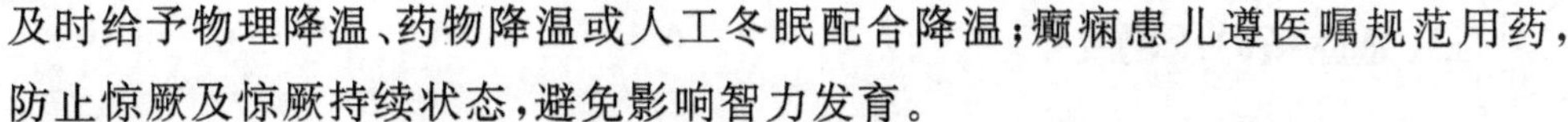

及时给予物理降温、药物降温或人工冬眠配合降温；癫痫患儿遵医嘱规范用药，防止惊厥及惊厥持续状态，避免影响智力发育。

(2)止惊护理：①惊厥发作时，保持环境安静，减少对患儿刺激。②遵医嘱及时给予止惊药物，如使用地西泮时速度应缓慢，观察有无呼吸抑制，紧急情况下可按压人中、合谷等穴位止惊。

2.预防窒息

专人护理；惊厥发作时就地抢救，取平卧位，头偏向一侧，清除口、鼻，咽喉分泌物及呕吐物，以保持呼吸道通畅，防吸入窒息；将舌轻轻向外牵拉，防舌后坠阻塞呼吸道；备好抢救用品，如开口器、吸痰器、气管插管等用具。

3.预防外伤

(1)舌及牙齿损伤：惊厥发作时在上、下磨牙间安放牙垫；牙关紧闭时，勿用力撬开，预防舌咬伤及牙齿损伤。

(2)皮肤损伤：惊厥发作时将柔软棉质物放于患儿手中和腋下，防止皮肤摩擦损伤。

(3)骨折或关节脱位：抽搐时禁强力按压和拖拉肢体，防止骨折或关节脱位；使用床栏时，在床栏处加放棉垫，防止碰伤。

4.防止缺氧性脑损伤

观察患儿有无耳聋、肢体活动障碍、智力低下等缺氧性脑损伤。出现皮肤、口唇、甲床苍白或发绀，末梢氧饱和度下降，呼吸急促等缺氧表现时，及时给予氧气吸入，遵医嘱选择吸氧时间和浓度。

(四)健康指导

1.住院期

(1)告知家属惊厥病因、诱因、发作时急救处理及预防外伤措施。

(2)告知有神经系统后遗症患儿家属康复训练目的，并指导其进行早期康复训练。

2.居家期

(1)指导孩子适当锻炼、增强体质，尽量减少或避免患急性发热性疾病，避免惊厥发生。

(2)教会家属惊厥发作时的紧急处理措施，发作缓解后迅速将患儿送至医院救治。

(3)有后遗症及癫痫患儿遵医嘱规范用药，定期门诊随访、复查。

三、急性颅内压增高

(一)概述

急性颅内压增高是多种原因引起脑实质和(或)颅内液体量增加所致的一种临床综合征,重者可迅速发展成脑疝而危及生命。

(二)病情观察与评估

1.生命体征

监测生命体征,观察患儿有无呼吸变慢或呼吸暂停。

2.症状体征

(1)观察患儿有无头痛,有无晨起咳嗽、用力大便、头部位置改变时头痛加剧的表现。

(2)观察有无喷射状呕吐、前囟膨隆、头围增大、骨缝裂开、四肢肌张力增高、惊厥、复视、视觉模糊、落日眼、偏盲甚至失明等颅内压增高表现。

(3)观察有无烦躁不安、尖叫、性格改变等神经系统症状。

(4)观察有无意识障碍加重、双侧瞳孔大小不等或先缩小后散大、呼吸节律不齐等脑疝表现。

3.安全评估

(1)评估有无因烦躁、谵妄等导致外伤危险。

(2)评估有无因昏迷导致压疮危险。

(3)评估有无因抽搐导致窒息危险。

(三)护理措施

1.体位与休息

绝对卧床休息,保持安静,头部抬高30°,有利于降低颅内压力。疑有脑疝时取平卧位。

2.预防颅内压增高

(1)避免哭闹、躁动、剧烈咳嗽及便秘。

(2)检查或治疗时不可猛力转头、翻身、按压腹部及肝脏。

3.气道护理

(1)保持呼吸道通畅:及时清除呼吸道分泌物及呕吐物;防止颈部过曲、过伸或扭曲。

(2)氧疗:持续或间断给氧,改善脑部缺氧,若不能维持血氧分压在正常范

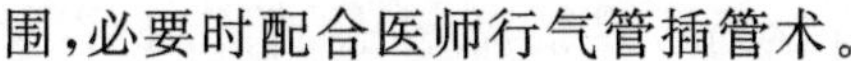

围，必要时配合医师行气管插管术。

4.用药护理

(1)抗惊厥药物：注意给药速度（如使用地西泮时应缓慢静脉推注，每分钟2～5 mg，婴儿3分钟内按体重不超过0.25 mg/kg），密切观察有无呼吸抑制。

(2)高渗性药物：选择大血管，避开关节活动处，避免渗漏；20%甘露醇0.5～1 g/kg在15～30分钟内静脉推注或快速滴注；准确记录24小时出入量。

(四)健康指导

1.住院期

(1)告知患儿绝对卧床休息、头部制动的目的，积极配合治疗。

(2)告知家属早期康复干预的知识和方法，鼓励家属参与意识不清患儿的唤醒，如呼唤患儿乳名、讲故事、播放患儿熟悉的音乐等。

2.居家期

(1)有后遗症患儿，教会家属居家康复训练的方法，如爬行、骑马、弯腰拾物、上下台阶和跑步等训练，并注意避免患儿受伤。

(2)坚持长期到医院行专业康复治疗。

四、弥散性血管内凝血

(一)概述

弥散性血管内凝血是由多种致病因素激活凝血系统，导致机体弥漫性微血栓形成、凝血因子大量消耗并继发纤溶亢进，从而引起全身出血、微循环障碍乃至多器官功能衰竭的一种临床综合征。

(二)病情观察与评估

1.生命体征

监测生命体征，观察心率、血压变化，当弥散性血管内凝血处于微循环障碍时，可表现为一过性或持久性血压下降。

2.症状体征

(1)观察患儿有无出血，如皮肤黏膜瘀斑、瘀点，鼻黏膜、牙龈出血；穿刺处渗血与血肿；肺出血、呕血、便血、血尿等内脏出血表现；头痛、意识改变、抽搐等颅内出血的表现。

(2)观察有无皮肤湿冷、苍白或花斑，尿少或无尿等微循环障碍症状。

(3)观察有无血栓栓塞症状，如肺栓塞可有胸痛、呼吸困难、发绀及咯血；脑栓塞可引起头痛、偏瘫、意识障碍及昏迷等;肾栓塞可致腰痛、少尿或无尿;胃肠道受累可有呕血、黑便;皮肤栓塞可出现指、趾、鼻及耳部发绀甚至灶性坏死。

(4)观察有无溶血症状,如有无皮肤、巩膜黄染,进行性贫血,血红蛋白尿等。

3.安全评估

(1)评估有无因呕血导致窒息危险。

(2)评估有无因昏迷、微循环障碍导致压疮危险。

(三)护理措施

1.出血护理

(1)操作时护理:减少有创性操作,提高操作成功率,穿刺部位渗血时可压迫止血。

(2)鼻出血护理:用0.1%肾上腺素棉条或凡士林纱布填塞。

(3)消化道出血护理:禁食,禁止腹部热疗。

(4)颅内出血时护理:头部制动,意识障碍者采取保护性约束。

2.血栓栓塞护理

(1)休息:绝对卧床休息,防止血栓脱落。

(2)吸氧:保持呼吸道通畅,遵医嘱予以吸氧,改善组织缺氧状况。

(3)脑栓塞:清醒患儿宜取平卧位,以保证脑部血液供给,意识障碍时应取侧卧位,并抬高头部,禁用冷疗。

(4)肾栓塞:遵医嘱予以镇静止痛及抗凝溶栓治疗。

(5)皮肤栓塞:保暖,禁止冷敷、热敷及按摩。

3.微循环障碍护理

(1)保暖:保持室内环境安静,温湿度适宜,室内温度保持在24~26 ℃,必要时予以暖箱、棉被等保暖。

(2)提高凝血功能:遵医嘱迅速补充凝血因子、血小板、血浆等治疗,并纠正酸中毒。

4.溶血护理

遵医嘱碱化尿液,封闭或热敷双侧肾区,以保护肾脏,并准确记录24小时出入量。

5.用药护理

使用肝素前查看出凝血时间,试管法凝血时间超过30分钟且出血加重者,立即停用。使用肝素期间尽量减少有创操作,观察有无出血及发热、过敏、脱发、血小板减少等不良反应,必要时遵医嘱给予鱼精蛋白对抗治疗。

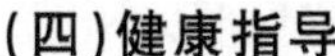

(四)健康指导

1.住院期

(1)告知家属疾病的相关知识及治疗过程,取得家长配合。

(2)告知早期康复的目的及注意事项,指导早期康复训练,促进患儿康复。

(3)加强保暖,如加盖棉被、衣着适宜,避免局部热疗。

2.居家期

(1)适当锻炼,增强体质,预防原发病。

(2)遵医嘱定期随访,复查血小板计数、凝血酶原时间、纤维蛋白原含量、3P试验等。

五、休克

(一)概述

休克是指机体有效循环血容量减少、组织血液灌注不足引起的以微循环障碍、代谢障碍和细胞受损为特征的病理性综合征。按病因分为低血容量性、感染性、心源性、神经性和过敏性休克。

(二)病情观察与评估

1.生命体征

监测生命体征,观察有无体温升高或不升;脉搏细速或减慢;呼吸浅快,呼吸气味和节律改变;有无血压进行性下降等症状。

2.症状体征

(1)观察患儿有无表情淡漠、反应迟钝、烦躁不安及嗜睡、昏迷等。

(2)观察有无四肢湿冷、发绀或呈花斑状、皮肤苍白或青灰;毛细血管再充盈时间≥3 秒;少尿(新生儿尿量每小时＜1.0 mL/kg 为少尿,婴幼儿＜200 mL/d 为少尿,学龄前儿童＜300 mL/d 为少尿,学龄儿童＜400 mL/d 为少尿)或无尿(新生儿尿量每小时＜0.5 mL/kg 为无尿,婴幼儿＜50 mL/d为无尿)等微循环障碍表现。

3.安全评估

(1)评估有无因昏迷导致压疮危险。

(2)评估有无因烦躁及意识障碍导致管道脱落危险。

(三)护理措施

1.体位与休息

平卧位头偏向一侧或中凹卧位(头部和躯干抬高 10°～20°、下肢抬高 20°～

30°)；保持安静，必要时遵医嘱使用镇静止痛药，减少氧耗；注意保暖。

2.气道护理

(1)保持呼吸道通畅：按需吸痰，昏迷患儿舌根后坠可放口咽通气管和气管插管。

(2)氧疗：遵医嘱选择不同的吸氧方式，吸入氧浓度不超过50%为宜；必要时予机械通气。

3.维持有效循环

(1)建立多条静脉输液通道，条件允许时建立中心静脉导管(CVC)。

(2)严格掌握输液速度，对心源性休克患儿，每分钟不超过40滴，注意心率变化。

(3)准确记录出入量、观察液体复苏效果，组织灌注及脏器功能的改善是评定液体复苏成功的标志。

4.用药护理

使用血管活性药物尽量选择深静脉或外周双静脉通道交替输注，加强巡视，避免渗漏，密切观察血压变化。

5.保暖

(1)体温低于正常的休克患儿，可加盖棉被、提高环境温度等措施保暖，但不宜用热水袋加温，以免烫伤和使皮肤血管扩张，加重休克。

(2)对感染性休克的患儿可采用冰袋、冰帽等物理降温和药物降温法。

6.安全护理

(1)对躁动患儿使用床栏或约束带，防止坠床。

(2)妥善固定气管导管，避免导管脱落。

(3)抽搐频繁者，使用牙垫，防止咬伤舌头；防误吸，预防吸入性肺炎。

(四)健康指导

1.住院期

(1)告知家属休克发生原因、预后及护理措施，取得家属信任及配合。

(2)安慰患儿及家属，减轻恐惧感，树立战胜疾病信心，配合治疗。

2.居家期

(1)合理营养，增强体质，提高抗病能力，预防疾病发生。

(2)教会患儿或家属意外损伤后的初步处理及自救知识。

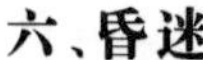

六、昏迷

（一）概述

昏迷是各种原因引起大脑高级神经中枢功能损害时而出现的严重意识障碍。按其程度可分为浅昏迷和深昏迷。

1.浅昏迷

随意运动丧失，对疼痛刺激（如压迫眶上缘）有反应。吞咽反射、咳嗽反射、角膜反射及瞳孔对光反射、腱反射存在，生命体征无明显改变。

2.深昏迷

自发性动作完全消失、肌肉松弛、对外界刺激无任何反应，角膜反射、瞳孔反射、咳嗽反射、吞咽反射及腱反射消失，呼吸不规则，血压下降。

（二）病情观察与评估

1.生命体征

监测生命体征，观察有无发热或低体温，有无呼吸频率、节律、动度变化；有无心律失常、血压波动及脉压变化。

2.症状体征

（1）观察患儿瞳孔大小、对光反射，以及两侧是否对称。

（2）观察肢体温度，皮肤黏膜颜色，有无出血点、瘀斑和紫癜，如患儿口唇呈樱桃红色，提示一氧化碳中毒。

（3）观察有无颅脑外伤，有无耳鼻出血、舌咬伤。

（4）观察有无深、浅反射异常，有无脑膜刺激征、瘫痪等。

3.安全评估

（1）评估患儿有无烦躁不安导致坠床及自伤风险。

（2）评估有无因疾病及意识障碍导致压疮危险。

（三）护理措施

1.体位与休息

按原发疾病要求采取适宜卧位，头偏向一侧，防止误吸；肢体保持功能位，肌肉处于松弛状态，防止肌肉挛缩。

2.呼吸道护理

（1）肩下垫高，使颈部伸展，防止舌根后坠。

(2)肺部物理治疗,按需吸痰,预防坠积性肺炎。

(3)张口呼吸者用双层湿纱布盖于口鼻部以湿润空气。

(4)口腔护理每天 2～4 次,以保持口腔清洁。

3.眼部护理

注意保护角膜,眼睑不能闭合者应涂眼药膏或覆盖油性纱布,以防角膜干燥而致溃疡、结膜炎。

4.泌尿道护理

尿失禁者遵医嘱留置尿管,集尿袋应低于患儿耻骨联合,每天至少行尿道口清洗 2 次,保持会阴部清洁干燥,防止尿路感染。

5.皮肤护理

保持床褥、皮肤清洁干燥。至少 2 小时翻身一次,骨突出部应给予减压措施,预防压疮发生。

6.管道护理

(1)妥善固定各类管道,防止脱落、扭曲、受压等。

(2)管道标识清楚,护理时操作规范,加强手卫生、无菌技术,防止逆行感染。

7.预防意外损伤

(1)躁动不安者,使用双侧床栏,必要时用保护带约束,以防坠床。

(2)不宜使用热水袋,避免烫伤。

(3)痉挛抽搐者,将牙垫放于牙齿咬合面,防舌咬伤。修剪指甲,防抓伤。

8.康复训练

(1)肢体功能训练:病情允许,尽早由专业人员进行康复训练。帮助患儿行肢体及关节被动活动,保持关节活动度,防止深静脉血栓形成及关节强直和失用性肌萎缩。

(2)促醒护理:分别用棉签轻刷、回形针轻触、冷热水交替刺激皮肤敏感处(如手足心、手臂内侧、腋窝、腘窝等),以促进触觉、痛觉、温度觉的恢复。通过与患儿交谈、听广播、听音乐、讲故事等观察患儿听觉反应。使用小电筒照射眼球,稍作停顿,以刺激视觉。

(四)健康指导

1.住院期

(1)告知家属患儿昏迷的原因,积极配合抢救及治疗。

(2)指导家属多与患儿沟通,帮助患儿改善意识障碍情况。

2.居家期

(1)指导家属做好患儿肢体、言语及感觉功能康复训练。

(2)定期门诊随访,了解疾病恢复进展及康复效果。

第二节　儿科一般疾病护理

一、化脓性脑膜炎

(一)概述

化脓性脑膜炎简称化脑,是由各种化脓性细菌引起的中枢神经系统急性感染性疾病。临床以急性发热、惊厥、意识障碍、颅内压增高、脑膜刺激征及脑脊液脓性改变为特征。临床以婴幼儿多见。病死率5%～15%。存活者可留有神经系统后遗症。

(二)病情观察与评估

1.生命体征

监测生命体征,观察有无体温升高或降低;呼吸节律是否规则;血压有无升高。

2.症状体征

(1)观察有无发热、寒战、烦躁不安或精神萎靡、面色灰白、皮肤瘀点、瘀斑等感染中毒症状。

(2)观察有无嗜睡、昏睡、昏迷、惊厥等急性脑功能障碍症状。

(3)观察有无颈阻阳性、凯尔尼格征和布鲁津斯基征阳性等脑膜刺激征症状。

(4)观察有无头痛、呕吐,婴儿有前囟饱满与张力增加、头围增大或颅缝分离、易激惹、双眼凝视、惊厥等颅内压增高症状。

(5)观察有无面色青紫或苍白、吸吮力差、拒乳呕吐、黄疸、肌张力弱、皮肤瘀点、瘀斑等非典型表现。

3.安全评估

(1)评估有无因惊厥导致窒息的危险。

(2)评估有无因惊厥导致外伤、坠床的危险。

(3)评估有无因昏迷导致压疮的危险。

(三)护理措施

1.呼吸道护理

采取合适卧位,头偏向一侧,防止呕吐物误入气道。必要时翻身拍背,按需吸痰,保持呼吸道通畅。

2.体温护理

体温≥37.5 ℃给予物理降温,体温≥38.5 ℃给予药物降温,以减低大脑耗氧,警惕惊厥发生,观察并记录降温效果。

3.头痛护理

避免强光刺激,及时、准确给予降颅内压药物,观察头痛性质及干预效果。

4.用药护理

(1)抗生素:根据腰穿细菌培养结果选用易透过血-脑屏障类的药物,如青霉素类、第三代头孢菌素类等,根据医嘱用药,并观察药物作用、不良反应、用药注意事项。严格掌握配药的精准性、静脉输注抗生素的间隔时间和速度。

(2)糖皮质激素:0.3～0.5 mg/(kg · d),分两次静脉输注,疗程 3～5 天。糖皮质激素可抑制炎症因子产生,降低血管通透性,减轻脑水肿和颅内高压,防止炎性粘连,但应除外结核感染。

(3)20%甘露醇:0.5～1 g/kg 在 15～30 分钟内快速注入,根据病情需要 4～8 小时重复一次,但一般仅在颅内高压明显时使用。使用前检查有无结晶,输注时选择大血管,避开关节活动处,避免渗漏造成局部组织坏死。观察小便量及颅内高压症状有无缓解。因快速输注 20%甘露醇会在短时间内增加循环血量,而使心脏负荷加重。因此,心肾功能不全、颅内出血者禁用。

5.预防外伤

惊厥及烦躁患儿专人守护,使用床栏或约束带保护,预防坠床、抓伤。惊厥时给予毛巾、牙垫、开口器等保护口腔,防止舌咬伤。

6.功能锻炼

保持瘫痪肢体处于功能位,及早并循序渐进地进行被动和主动功能锻炼,促进肢体功能恢复。

(四)健康教育

1.住院期

(1)告知家属发热时衣服不宜穿得过多,被子不要盖得过厚,以免影响散热;

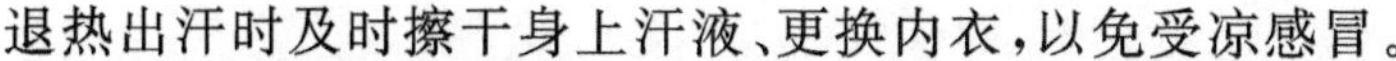

退热出汗时及时擦干身上汗液、更换内衣，以免受凉感冒。

(2)进食富有营养、易消化的流食质或半流质，如豆浆、米粥、面条汤、馄饨等，补充发热导致的能量消耗。

(3)告知家属腰穿对疾病诊断、治疗的重要性，以取得家属配合。

2.居家期

(1)适当运动，增强体质，减少或避免全身各脏器感染。

(2)指导家属对有神经系统后遗症患儿进行语言、运动等康复训练。

(3)对有后遗症患儿实施保护性看护，减少不良刺激，防止发生意外。

(4)定期门诊随访。

二、上呼吸道感染

(一)概述

上呼吸道感染简称上感，俗称“感冒”。主要是指鼻、鼻咽和咽部的急性感染。主要是飞沫传播，是小儿时期最常见的疾病。

(二)病情观察与评估

1.生命体征

监测生命体征，观察有无发热。

2.症状体征

(1)观察有无畏寒、头痛及乏力。

(2)观察有无鼻塞、流涕及咽部不适等。

(3)观察有无咳嗽、呕吐、腹泻及腹痛等其他伴随症状。

3.安全评估

评估有无因高热导致惊厥的危险。

(三)护理措施

1.休息与活动

保持空气清新，温湿度适宜，维持室温 18～22 ℃，湿度 50%～60%，减少活动，做好呼吸道隔离。

2.饮食护理

进食清淡易消化饮食，适当补充水分，保证患儿入量。

3.鼻咽部护理

及时清除口鼻腔内分泌物，咽喉不适者给予润喉片或雾化吸入。

4.发热的护理

发热者执行发热护理常规,注意观察神经系统情况,警惕热性惊厥的发生。

(四)健康指导

1.住院期

(1)讲解疾病发生发展过程,增加患儿和家属对疾病的了解。

(2)告知家属发热期间的注意事项,积极配合治疗。

2.居家期

(1)避免受凉及过热,减少到人流密集处,避免交叉感染。

(2)加强锻炼,适当户外活动,增强机体对气温变化的适应能力,预防感冒。

(3)告知有热性惊厥史患儿及时降温的重要性,教会家属及时退热的方法,如温水擦浴、口服退热药等。

三、急性支气管炎

(一)概述

急性支气管炎指各种病原体引起的支气管黏膜的急性炎症,常继发于上呼吸道感染之后。主要表现为发热和咳嗽,多见于婴幼儿。

(二)病情观察与评估

1.生命体征

监测生命体征,观察有无发热;有无呼吸节律、频率、深浅度变化。

2.症状体征

(1)观察咳嗽性质,痰液的性状、颜色及量等。

(2)观察有无呕吐、乏力、头痛及胸痛等伴随症状。

3.安全评估

评估有无因气道痉挛导致窒息的危险。

(三)护理措施

1.休息与卧位

保持空气清新,温湿度适宜;注意休息,避免剧烈活动,防止咳嗽加重;经常更换体位。

2.气道护理

指导患儿有效咳嗽(深吸气后用力咳嗽,拍背时双手呈勺状,由下向上、自外而内的均匀用力拍打)。对咳嗽无力的患儿,协助拍背,痰液黏稠者给予雾化吸

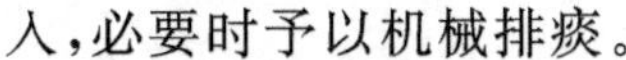

入,必要时予以机械排痰。

3.发热的护理

密切观察体温变化,有发热者执行发热护理常规。

4.用药护理

一般不用强镇咳剂,以免抑制排痰;服用止咳糖浆后间隔半小时方可喝水或进食。

(四)健康指导

1.住院期

(1)告知患儿和家属急性支气管炎的病因、注意事项,积极配合治疗。

(2)给予易消化、营养丰富的食品,及时补充水分,保证患儿入量。

(3)指导并教会患儿和家属有效咳嗽、排痰的方法。

2.居家期

(1)避免受凉及过热,少到人群聚集的公共场所,防止交叉感染。

(2)积极参加户外活动,加强体格锻炼,增强体质。

(3)室内不吸烟,不摆鲜花,以免刺激呼吸道和引起呼吸道的变态反应。

四、肺炎

(一)概述

肺炎是指不同病原体及其他因素(如吸入羊水、过敏等)所导致的肺部炎症。多由急性上呼吸道感染或支气管炎向下蔓延所引起。以发热、咳嗽、气促、呼吸困难和肺部固定湿啰音为主要临床表现,是婴幼儿时期的常见疾病。

(二)病情观察与评估

1.生命体征

监测生命体征,观察有无发热;观察呼吸频率、节律及动度变化,有无三凹征、端坐呼吸及点头样呼吸等;有无心率加快。

2.症状体征

(1)观察咳嗽的特点,痰液性状、颜色、量等。

(2)观察有无烦躁不安、面色苍白,有无肝脏在短时间内急剧增大等循环系统症状。

3.安全评估

(1)评估有无因溢奶导致误吸的危险。

(2)评估有无因高热导致惊厥的危险。

(三)护理措施

1.环境

保持病室环境舒适、空气流通,温度在18~22 ℃,湿度在55%~60%,有条件者给予空气消毒2次/天。

2.呼吸道护理

(1)指导患儿有效咳嗽,深吸气后用力咳嗽,拍背时双手呈勺状,由下向上、自外而内的均匀拍打,促进痰液排出。

(2)对咳嗽无力的患儿,协助拍背,痰液黏稠者给予雾化吸入,必要时予以机械排痰。

3.发热护理

发热患儿执行发热护理常规。

4.输液护理

严格控制输液速度,必要时使用输液泵或注射泵,重症患儿准确记录24小时出入量,避免短时间内输注过多液体导致心力衰竭和肺水肿发生。

5.并发症处理

密切观察病情变化,发现有热性惊厥、心力衰竭等并发症时,及时告知医师并积极处理。

6.氧疗

根据患儿情况选择合适的吸氧方式(头罩、面罩或鼻导管吸氧),并确保用氧安全。

(四)健康指导

1.住院期

(1)告知患儿和家属有效咳嗽、排痰的意义,提高依从性。

(2)告知家属用氧安全的相关知识,取得理解和配合。

2.居家期

(1)积极参加户外活动,加强体格锻炼,增强体质。

(2)出现鼻塞、流涕、咽部不适等症状及时就诊,及早控制疾病。

(3)定期健康检查,按时预防接种,减少呼吸道感染的发生。

五、支气管哮喘

（一）概述

支气管哮喘简称哮喘，是由嗜酸性粒细胞、肥大细胞及T细胞等多种炎症细胞参与的气道慢性炎症性疾病。以喘息、呼吸困难、胸闷、咳嗽等为主要临床表现，常在夜间或清晨发作加剧，可自行缓解或经治疗后缓解。

（二）病情观察与评估

1.生命体征

监测生命体征，观察有无呼吸频率、节律、深浅度的改变，有无端坐呼吸、三凹征（即锁骨上窝、胸骨上窝、肋间隙出现明显凹陷）的表现。

2.症状体征

（1）观察有无刺激性干咳、喷嚏、流涕、胸闷等哮喘发作先兆症状。

（2）观察有无喘息、咳嗽及是否呈阵发性发作等哮喘典型症状。

（3）观察有无说话不能成句或难以说话，不能平卧或采取端坐卧位等严重哮喘症状。

（4）观察有无烦躁不安、鼻翼翕动、口唇及肢端发绀等缺氧症状。

3.安全评估

（1）评估有无因气管痉挛导致窒息的危险。

（2）评估有无因对疾病预后不了解导致的焦虑或预感性悲哀。

（三）护理措施

1.休息与环境

（1）休息：急性期坐位或半卧位休息，减少活动。

（2）环境：①保持室内空气清新，温湿度适宜，多通风，避免有害气体及强光的刺激。②室内物品应简洁，不铺地毯、不放花草，避免使用陈旧性被褥及羽绒、丝织品、毛绒玩具等。

2.饮食护理

进食清淡易消化食物，避免食用鸡蛋、牛奶、鱼虾、芒果、花生等易致过敏的食物。

3.气道护理

（1）止痉平喘：遵医嘱给予支气管扩张剂和糖皮质激素（可采取喷雾或静脉给药），缓解支气管痉挛。

（2）有效排痰：保证足够水分补给，预防痰栓形成；给予雾化吸入，促进分泌物排出，必要时给予机械排痰。

(3)氧疗：根据血气分析结果遵医嘱给予鼻导管或面罩吸氧，使氧浓度维持在≤40%，PaO_2保持在 9.3～12.0 kPa(70～90 mmHg)。

4.哮喘持续状态护理

遵医嘱及时给予吸氧、补液、平喘、纠正酸碱平衡失调等对症处理，如出现意识障碍、呼吸衰竭、低氧血症，则可考虑气管切开并行机械通气。

5.用药护理

(1)用药禁忌：避免使用阿司匹林、普萘洛尔等易诱发哮喘发作的药物。

(2)用药方法：①坚持长期、持续、规范用药。②平喘类药物如糖皮质类激素、受体类药物在采用吸入疗法后及时清洁面部及漱口，半小时内不进食。③茶碱类药物浓度不能过高，输注速度不能过快，预防心率增快、头晕、血压骤降、肌肉颤动等中毒反应。

6.心理护理

哮喘发作时，守护并安抚患儿及家属，尽量满足患儿要求，鼓励患儿及家属表达情感，及时采取措施缓解患儿的恐惧心理，使其主动配合治疗。

(四)健康指导

1.住院期

(1)告知患儿及家属哮喘发作的原因、诱因、早期征象、临床表现及正确的处理方法，增强战胜疾病的信心。

(2)指导患儿进行呼吸肌锻炼，如腹部呼吸运动或胸部扩张运动。

(3)教会患儿及家属正确、安全使用喷雾药品，掌握吸药技术。

2.居家期

(1)加强体格锻炼，增强体质，在寒冷季节或气温骤变外出时注意保暖，避免感冒。

(2)坚持记录哮喘日记，及时发现哮喘发作征兆，如接触变应原后有无鼻痒、打喷嚏、流鼻涕、干咳等症状；运动后有无咳嗽、气促；夜间和晨起有无胸闷等，一旦发现异常，及早进行处理。

(3)坚持治疗，定期随访，2～3 个月监测肺功能，以保持病情稳定。

六、病毒性心肌炎

(一)概述

病毒性心肌炎是病毒侵犯心脏肌肉所引起的心肌细胞变性、坏死和间质炎

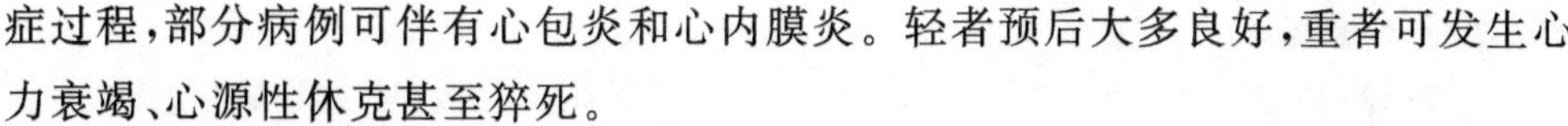

症过程，部分病例可伴有心包炎和心内膜炎。轻者预后大多良好，重者可发生心力衰竭、心源性休克甚至猝死。

（二）病情观察与评估

1.生命体征

监测生命体征，观察有无心率及心律变化，有无期前收缩、房室传导阻滞、心动过速或过缓等。

2.症状体征

（1）观察患儿有无精神萎靡、疲乏无力、食欲缺乏、恶心呕吐、腹痛等症状。

（2）观察有无胸痛、胸闷、心悸、心前区不适等特征性表现。

3.安全评估

评估患儿有无因乏力导致跌倒/坠床的危险。

（三）护理措施

1.体位与休息

胸闷、气促、心悸者绝对卧床休息1～2周，心脏扩大、心力衰竭者取半卧位，并延长卧床时间，体温恢复正常后3～4周逐渐增加活动量，总的休息时间≥6个月。

2.症状护理

密切观察患儿面色、心律变化，有无胸闷、心悸、烦躁不安等不适，必要时予以持续心电监护，发现问题及时与医师联系并采取紧急措施。

3.用药护理

（1）输液：速度不宜过快，必要时使用输液泵严格控制输液速度。

（2）洋地黄类药物：①用药前了解患儿的心、肾功能，是否使用利尿剂，有无电解质紊乱。测量患儿的脉搏：新生儿＜120次/分，婴儿＜100次/分，幼儿＜80次/分，学龄儿＜60次/分停止用药，报告医师。②钙剂与洋地黄制剂有协同作用，应避免同时使用。③用药后观察药物的毒性反应：如心律失常、胃肠道反应等。

（3）异丙肾上腺素：①用药过程中观察患儿心电图、脉搏、血压的变化，根据患儿的病情调整药物浓度及剂量，过量可出现头痛、高血压、心率减慢、呕吐甚至抽搐，若心电图异常、患儿有胸痛等情况时应立即停药。②禁用于有心绞痛、心肌梗死、甲亢、心房颤动的患儿，与拟肾上腺素药物、茶碱、甲状腺制剂同时应用，将增加此药的毒性作用。③用药后注意观察药物的不良反应，如头痛、潮红、心悸、血压不稳等。

4.饮食护理

给予营养丰富、富含纤维素和维生素的食物，保持大便通畅。

5.跌倒、坠床预防

患儿乏力时应卧床休息，减少活动；协助其完成进食、洗漱、如厕等生活护理；下床活动时有人陪护，必要时放置床栏保护，避免跌倒、坠床。

（四）健康指导

1.住院期

（1）强调卧床休息的重要性和必要性，提高遵医行为。

（2）讲解本病的治疗过程和预后，减少患儿和家属的恐惧感。

2.居家期

（1）预防呼吸道感染和消化道感染，疾病流行期间尽量避免去公共场所。

（2）告知家属患儿返校后避免剧烈活动，暂停上体育课及运动类游戏等。

（3）定期门诊随访，复查心电图、心肌酶学检查等。

七、腹泻

（一）概述

腹泻是由多种病原、多种因素引起的以排便次数增多及性状改变（如稀便、水样便、黏液便、脓血便）为特点的一组消化道综合征。

（二）病情观察与评估

1.生命体征

监测生命体征，观察有无发热、脉搏增快，有无呼吸深长等代谢性酸中毒表现。

2.症状体征

（1）观察有无尿量减少、皮肤弹性下降、前囟和眼眶凹陷，口腔黏膜干燥等脱水表现。

（2）观察大便次数、量、性状、颜色、气味等有无异常。

（3）观察有无腹痛、腹胀、恶心、呕吐等消化道症状。

（4）观察有无烦躁不安、恶心呕吐、抽搐等电解质紊乱表现和呼吸加深加快、面色潮红、嗜睡等酸中毒表现。

3.安全评估

评估有无因持续腹泻导致皮肤完整性受损危险。

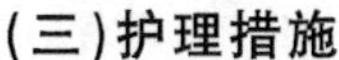

(三)护理措施

1.饮食管理

(1)腹泻时的饮食护理:①严重呕吐者暂禁食4～6小时(不禁水)。②母乳喂养者适当限制哺乳次数或缩短每次哺乳时间,暂停辅食。③人工喂养者给予米汤、稀释牛奶或脱脂奶,糖类食物慎用。

(2)腹泻缓解后饮食护理:腹泻次数减少后,给予半流质饮食,如粥、面等,少食多餐,由稀到稠。腹泻停止后,逐步恢复正常饮食。

2.臀部护理

(1)婴幼儿选用棉质柔软尿布,勤更换。

(2)每次便后用温水清洗臀部及会阴,并涂护臀油或护臀膏。

(3)如出现肛周皮肤糜烂,可暴露臀部,局部涂药或理疗。

3.消毒隔离

(1)与其他病种患儿分室放置。

(2)医务人员及家属接触患儿后,特别是接触排泄物后严格洗手。

(3)污染的一次性尿布应及时丢弃至封闭的垃圾袋或垃圾桶内,污染衣物及时洗涤并进行消毒处理,避免交叉感染。

(4)做好患儿物品清洁消毒。

(四)健康指导

1.住院期

(1)告知家属消化不良、不洁饮食、病毒和细菌感染等是主要致病因素,提高预防腹泻的能力。

(2)告知饮食管理的重要性,积极配合治疗。

2.居家期

(1)合理喂养,婴儿提倡母乳喂养,避免换季断奶、逐步添加辅食;幼儿防止过食、偏食及饮食结构突然变动导致的消化不良。

(2)勿滥用抗生素,应在医师指导下规范使用。

(3)教育孩子养成饭前便后洗手的习惯,勿喝生水及吃不洁食物;婴幼儿食具每天煮沸消毒一次,注意玩具的清洁消毒。

八、皮肤黏膜淋巴结综合征

(一)概述

皮肤黏膜淋巴结综合征又称川崎病。由日本川崎富作首次报道,临床主要

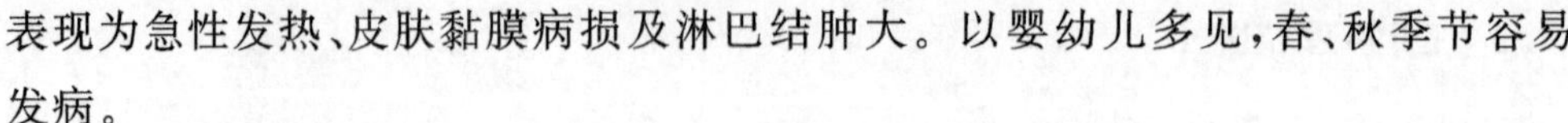

表现为急性发热、皮肤黏膜病损及淋巴结肿大。以婴幼儿多见，春、秋季节容易发病。

(二)病情观察与评估

1.生命体征

监测生命体征，观察发热的程度(高热)、热型(稽留热或弛张热)及持续时间(持续5天以上)。

2.症状体征

(1)观察有无向心性与多形性斑丘疹，有无指(趾)端硬性水肿，有无球结膜充血、口唇皲裂或出血、舌乳头凸起形似草莓等症状。

(2)观察颈部淋巴结有无单侧或双侧肿大、质地坚硬有触痛、表面不红、热退后消散等情况。

(3)观察有无呕吐、腹泻、腹痛、黄疸、关节肿痛等伴随症状。

3.安全评估

评估家属有无因对疾病不了解及患儿持续高热导致的焦虑。

(三)护理措施

1.体位与休息

急性期绝对卧床休息，待症状缓解后下床活动。

2.发热护理

体温升高者执行发热护理常规。

3.基础护理

(1)皮肤护理：剪短指甲，防止抓伤，剪除指端半脱痂皮，切忌强行撕裂，防止出血和继发感染。

(2)臀部护理：便后及时清洗臀部，保持肛周清洁。

(3)口腔护理：晨起、睡前、餐后及时漱口，口腔有创面者给予药物涂擦；口唇皲裂者使用护唇油保护。

(4)眼部护理：每天用生理盐水清洗眼部1～2次或涂眼膏，预防感染。

4.并发症护理

密切监测患儿有无心血管损害表现，如面色苍白、精神面貌差、心率增快、活动能力下降等情况，必要时予以心电监护及相应处理。

5.用药护理

(1)丙种球蛋白：①丙种球蛋白是一种异性蛋白，容易引起变态反应。输注开始速度宜慢，无不良反应后可适当加快速度。②输液过程中严密观察患儿面色、神志、体温变化及有无皮疹等，如有异常，立即予以对症处理。

（2）阿司匹林：①服用阿司匹林期间密切观察血小板变化情况，根据血小板变化调整药物剂量。②肠溶阿司匹林应在餐后使用，减少对胃肠道的刺激。③阿司匹林可引起肝功能损害，应定期复查肝功能。

（四）健康指导

1.住院期

（1）告知患儿及家属疾病发生、发展过程，让患儿及家属了解皮肤黏膜淋巴结综合征的病因、临床表现及预后，缓解其焦虑、恐惧心理并积极配合。

（2）进食高蛋白、高热量、高维生素、清淡、易消化食物，禁食生硬、辛辣食物。

2.居家期

（1）注意休息，冠状动脉有改变者避免剧烈运动，多吃新鲜蔬菜、水果，多饮水，保持大便通畅。

（2）无冠状动脉病变的患儿出院后1个月、3个月、6个月及1年各复查1次，有冠状动脉损害患儿每1～3个月复查1次心脏彩超和心电图，冠状动脉恢复正常后每半年复查1次，连续3次正常后改为3～5年复查一次。

（3）应用静脉丙种球蛋白的患儿11个月内不宜进行麻疹、风疹、腮腺炎等疫苗的预防注射。

（4）定期门诊随访，复查相关血液指标，如血小板、红细胞沉降率等。

九、过敏性紫癜

（一）概述

过敏性紫癜又称亨-舒综合征，是一种以小血管炎为主要病变的常见变态反应性出血性疾病。临床表现为皮肤紫癜，伴关节肿痛、腹痛、便血和血尿等。多发于2～8岁儿童，男多于女。

（二）病情观察与评估

1.生命体征

监测生命体征，观察有无血压升高。

2.症状体征

（1）观察有无皮疹，有无关节肿胀、疼痛及活动受限。

（2）观察有无腹痛，有无血性大便等消化道症状。

(3)观察有无血尿及蛋白尿。

3.安全评估

评估有无因关节肿痛导致跌倒/坠床的危险。

(三)护理措施

1.皮肤护理

(1)保持皮肤清洁,勤换衣裤,衣物柔软,剪短指甲,防止搔抓皮肤,如有破溃及时处理。

(2)观察皮疹消退情况,可绘成人体图形,每天详细记录皮疹变化情况;避免接触可能的各种变应原。

2.疼痛护理

(1)关节肿痛时抬高患肢,保持患肢功能位置,协助做好日常生活的护理。

(2)腹痛者禁止热敷,以防加重胃肠出血。

(3)教会患儿利用放松、娱乐等方法缓解疼痛,必要时药物止痛。

3.饮食护理

(1)给予优质蛋白、高维生素、易消化的无渣饮食,严禁食用生冷、过热、辛辣、海鲜类食物及热带水果。

(2)如有胃肠道出血、腹痛明显者应禁食。

(3)恢复期饮食从单一食物品种加起,逐渐增加,以免复发。

4.用药护理

(1)用药原则:起始足量、缓慢减药和长期维持。

(2)观察有无满月脸、向心性肥胖、痤疮、紫纹、高血糖、高血压、骨质疏松等不良反应,做好血压、血糖等的监测。

(3)使用糖皮质激素期间,对患儿实施保护性隔离,勿互串病房、限制探视人数及次数,避免交叉感染。

5.休息与活动

急性期绝对卧床休息,至症状消失(皮疹消退、无关节肿痛及腹痛)后下床活动,避免剧烈运动。

6.预防跌倒、坠床

有关节肿痛、运动功能障碍患儿,专人陪护、协助完成生活护理。下床活动时衣服、鞋子大小合适且防滑,病房通道畅通无障碍,保持地面干燥平整,避免跌倒、坠床发生。

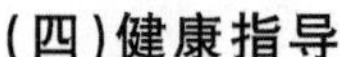

(四)健康指导

1.住院期

(1)病房内禁止摆放鲜花、动物皮毛等易致过敏的物品。

(2)避免剧烈运动,防止过度疲劳,以免紫癜复发。

2.居家期

(1)增强抵抗力,预防感冒,避免接触变应原,防止复发。

(2)坚持用药,勿随意增减及停药,遵医嘱定期复查,以便及时治疗可能出现的肾损害。

(3)在病情未痊愈之前,禁止接种各种预防疫苗。痊愈后3～6个月才能进行预防接种,否则易导致此病的复发。

十、急性白血病

(一)概述

白血病为造血系统的恶性肿瘤,是骨髓、脾、肝等造血器官中白血病细胞的恶性增生,肿瘤细胞可进入血液循环,并浸润到全身各组织脏器中,临床可见有不同程度的贫血、出血、感染发热及肝、脾、淋巴结肿大和骨骼疼痛。

(二)病情观察与评估

1.生命体征

监测生命体征,观察有无发热,脉搏增快,有无血压升高或降低。

2.症状体征

(1)观察有无面色、唇色、眼睑膜及甲床颜色苍白等贫血症状。

(2)观察有无皮肤瘀斑、瘀点,鼻出血、齿龈出血,消化道出血等症状。

(3)观察有无肝、脾、淋巴结肿大,骨、关节疼痛等白血病细胞浸润表现及头痛、呕吐、嗜睡、惊厥等白血病脑病症状。

(4)观察有无咽红、咽痛、肛周脓肿等感染症状。

3.安全评估

(1)评估有无因化疗导致体力不支引起跌倒的危险。

(2)评估有无因担心疾病预后及治疗费用高而产生焦虑、恐惧及预感性悲哀等。

(三)护理措施

1.保护性隔离

(1)使用层流床或分室居住,房间每天消毒。

(2)限制探视人数及次数,感染者禁止探视,避免交叉感染。

(3)严格执行无菌操作及手卫生。

2.预防出血

加强环境安全,去除危险因素,防止跌倒、坠床,避免外伤。一旦出血,积极采取相应的措施对症处理。

3.用药护理

了解化疗方案及给药途径,观察药物不良反应,并进行针对性护理。

(1)骨髓抑制:绝大多数的化疗药均可致骨髓抑制,应注意监测血常规,加强预防感染和出血的措施。

(2)消化道反应:①观察有无恶心、呕吐、食欲缺乏等消化道反应。②给患儿提供良好的就餐环境。③饮食清淡可口,少量多餐,避免产气、辛辣和高脂食物;遵医嘱用药前给予止吐药。

(3)肝肾功能损害:①巯嘌呤、甲氨蝶呤、门冬酰胺酶等对肝功能有损害,用药期间应观察患儿有无黄疸,定期监测肝功能。②环磷酰胺可引起出血性膀胱炎,用药期间鼓励患儿多饮水,注意观察小便的量和颜色。③遵医嘱水化及碱化尿液,利于尿酸和化疗药降解产物的稀释和排泄;遵医嘱口服别嘌醇片,抑制尿酸形成。④药物外渗:化疗药物需经中心静脉导管输入,避免外周穿刺,减少和避免药物外渗导致局部组织坏死。

4.口腔护理

(1)进食前后及睡前以温开水或漱口液漱口。

(2)刷牙宜用软毛牙刷或海绵。

(3)有黏膜真菌感染者,可用碳酸氢钠溶液+制霉菌素涂口腔。

5.皮肤护理

保持皮肤清洁,勤换衣裤,勤剪指甲;每次便后及时用温开水或盐水清洁肛周,预防肛周感染。

6.发热护理

发热患儿予以物理降温,如冷敷、温水擦浴等,禁用乙醇擦浴;慎用退热药,特别是有出血倾向的患儿,以免抑制血小板的功能。

7.饮食护理

(1)进食高蛋白、高热量、高维生素的清淡软食。

(2)增加碱性蔬菜、水果的摄入,如苦瓜、油菜、菠菜、蘑菇、生菜、菜花、金针菇、冬瓜、黄瓜、猕猴桃、柿子、香蕉、橙子、苹果、葡萄、山楂、桃子、樱桃等。

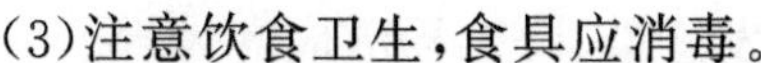

(3)注意饮食卫生,食具应消毒。

8.疼痛护理

(1)提高护理操作技术,尽量减少因治疗、护理带来的痛苦。

(2)及时评估疼痛程度,用适当的非药物止痛技术,如音乐疗法或遵医嘱使用止痛药,评价止痛效果。

9.心理护理

讲解白血病的相关知识、病程及治疗效果等,为患儿及家属提供情感支持和心理疏导,减轻患儿及家长的不良情绪,消除心理障碍,树立战胜疾病的信心。

(四)健康指导

1.住院期

(1)指导患儿适当卧床休息,避免剧烈活动,保持情绪稳定。

(2)告知化疗目的、注意事项、主要不良反应及处理措施,积极配合治疗。

(3)告知实施保护性隔离的重要性,积极配合。

2.居家期

(1)鼓励患儿合理锻炼,避免受凉及受伤,增强抗病能力。

(2)强调个人卫生,居住房间保持通风,避免到人多的公共场合,避免与患感染性疾病的人群接触。

(3)避免接触农药、装修建材等有害物质。

(4)坚持定期化疗和随访。

十一、原发性肾病综合征

(一)概述

肾病综合征简称肾病,是一组多种原因所致肾小球基膜通透性增高,导致大量血浆蛋白自尿中丢失引起的一组临床综合征。其四大特征是大量蛋白尿、高脂血症、不同程度的水肿、低蛋白血症。

(二)病情观察与评估

1.生命体征

监测生命体征,观察有无血压升高。

2.症状体征

(1)观察水肿情况,即水肿的部位、程度。

(2)观察小便情况,即颜色、量、性质(有无蛋白尿)。

(3)评估并发症,如有无电解质紊乱、继发感染、肾血栓形成等表现。

3.安全评估

(1)评估是否有因水肿而导致压疮的危险。

(2)评估是否有因形象改变而感到恐惧、自卑。

(三)护理措施

1.休息与活动

一般不需严格限制活动。严重水肿及高血压时卧床休息,病情稳定后可逐渐增加活动量,避免过度劳累。

2.饮食护理

(1)进食乳类、蛋、鱼等优质蛋白及低脂、足量碳水化合物,高维生素饮食,蛋白摄入量一般为 2 g/(kg・d)。

(2)钠盐的合理控制:水肿患儿限制盐的摄入,以 60 mg/(kg・d)为宜,严重水肿、高血压时进食无盐饮食,病情缓解后不必继续限盐,除非存在氮质血症。

(3)激素治疗期间适当控制饭量,可给予高钙食物或补充钙剂。

3.用药护理

(1)激素类:严格遵医嘱服药,用药期间观察患儿有无满月脸、多血质外貌、向心性肥胖、高血压、消化道出血、骨质疏松等不良反应,及时补充维生素 D 和钙剂,防止手足抽搐症的发生。

(2)利尿剂:①观察患儿有无腹胀、恶心、呕吐及心律失常等低钾表现;有无嗜睡、意识淡漠、无力、恶心、肌痛性痉挛等低钠血症表现;观察有无烦躁和谵妄、呼吸浅慢、手足抽搐等低氯性碱中毒等表现。②记录 24 小时出入量,定期复查血钾、血钠,及时补充维生素 D 和钙剂,防止手足抽搐症的发生。

(3)免疫抑制剂:(如环磷酰胺)注意有无白细胞减少、脱发、恶心、呕吐及出血性膀胱炎等。鼓励患儿多饮水,促进毒素排泄,避免肾功能损伤。

(4)抗凝剂:抗凝和溶栓疗法可改善肾病的临床症状,改善患儿对激素的效应。在使用抗凝剂,如肝素时,注意监测凝血时间、凝血酶原时间及皮肤黏膜出血征象。

4.皮肤护理

(1)保持皮肤清洁干燥,及时更换内衣;床铺清洁、整齐,被褥松软,勤翻身。

(2)每天擦洗腋窝和腹股沟等皱褶处 1～2 次,并保持干燥,预防感染。

(3)水肿明显者,臀部和四肢受压部位垫软枕或用气垫床,阴囊水肿用棉垫或吊带托起,避免压疮及皮肤受损。

(4)严重水肿者尽量避免肌内注射。

5.感染预防

(1)做好保护性隔离,与感染性疾病患儿分室收治。

(2)实施保护性隔离,病房每天进行空气消毒,限制或减少探视人数及次数、严格执行手卫生等,避免交叉感染。

(3)进行各项治疗及护理操作时严格执行无菌技术,防止交叉感染。

6.心理护理

向患儿及家属讲解疾病相关知识,告知因使用激素导致的形象改变只是暂时的,停药后会恢复,消除其自卑心理,积极配合治疗。

(四)健康指导

1.住院期

(1)教会家属观察小便的量、颜色、性状,注意观察有无因蛋白渗出所致的泡沫样小便,准确记录24小时尿量。

(2)告知家属饮食管理对疾病恢复的重要性,积极配合治疗。

(3)告知家属减少和限制探视的目的,取得有效配合。

2.居家期

(1)患儿病情缓解后可上学,但不能剧烈活动,预防感冒,避免因过度劳累、感染诱发及加重病情。

(2)讲解激素治疗对本病的重要性,主动配合并坚持按计划用药。

(3)定期复查尿常规,出现异常及时就医。

第三节 儿科重症护理

一、代谢性酸中毒

(一)概述

代谢性酸中毒是由体内氢离子(H^+)水平增加或碳酸氢根(HCO_3^-)水平降低引起,使血浆中 HCO_3^- 原发性减少,血 pH 下降到 7.35 以下。引起代谢性酸中毒的原因主要有体内产酸过多、肾排酸减少、体内碱性液体丢失过多等,是儿科最常见的一种酸碱代谢失衡。

(二)病情观察与评估

1.生命体征

监测生命体征,观察有无呼吸加深、加快,呈库氏呼吸,有无心律失常、血压偏低。

2.症状体征

(1)观察有无恶心、呕吐、腹泻、食欲下降、引流量过多等症状。

(2)观察有无嗜睡、烦躁、惊厥、肌张力降低、腱反射减弱或消失、昏迷等神经系统症状。

(3)观察有无面色苍白、皮肤弹性差、肢端凉、毛细血管再充盈时间延长(正常值<2秒)等循环灌注不良表现。

(4)观察有无面色潮红、口唇樱红色、呼气中带有酮味(烂苹果味)等酸中毒表现。

3.安全评估

评估有无因烦躁导致跌倒、坠床的危险。

(三)护理措施

1.休息与卧位

卧床休息,减少刺激,保持病室安静,根据原发病采取适宜体位,如休克者采用中凹位,昏迷者采用平卧位,头偏向一侧。

2.饮食护理

遵医嘱给予适宜饮食,以优质低蛋白饮食为佳,如牛奶、大豆;多进食碱性食物,如番茄、葡萄、菠菜、香蕉等。

3.用药护理

(1)合理安排补液顺序,控制补液速度,准确记录出入量。

(2)轻症酸中毒不需补碱治疗,可通过治疗原发病、补液及纠正电解质紊乱改善。

(3)补碱治疗过程中,保持呼吸道通畅;观察临床表现和复查血钾及血钙,警惕酸中毒纠正后出现低血钾引起心脏骤停、低血钙引起惊厥和神志改变等;酸中毒纠正后及时停止补碱。

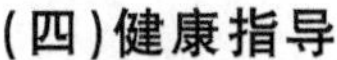

(四)健康指导

1.住院期

讲解原发疾病(如严重腹泻、肠瘘、休克、肾衰竭等)引起该症状的相关知识及治疗注意事项,积极配合治疗。

2.居家期

(1)嘱家属注意饮食卫生,避免肠道疾病。

(2)指导居家带瘘患儿家属正确护理造瘘口。

(3)指导肾衰竭患儿家属合理喂养,科学锻炼,规范治疗。

(4)告知患儿体格锻炼,合理营养的重要性,提高抗病能力。

二、一氧化碳中毒

(一)概述

一氧化碳中毒是由于吸入过量含碳物质燃烧不完全时的产物而引起的中毒,可导致全身组织缺氧,脑组织对缺氧耐受性差,常产生神经系统严重损伤,甚至死亡。

(二)病情观察与评估

1.生命体征

监测生命体征,观察有无呼吸频率、节律、深浅变化,有无呼吸增快、活动后呼吸困难及呼吸麻痹等症状。

2.症状体征

(1)观察有无头痛、头晕、乏力、视力模糊、恶心呕吐、大小便失禁等症状。

(2)观察皮肤、甲床颜色有无变化及口唇呈樱桃红色等一氧化碳中毒典型症状。

(3)观察有无烦躁、谵妄、嗜睡、昏迷,有无瞳孔对光反射、角膜反射、腱反射减弱或消失,有无运动障碍等神经系统症状。

3.安全评估

(1)评估有无因呕吐导致误吸的危险。

(2)评估有无因昏迷、活动障碍导致压疮的危险。

(三)护理措施

1.气道管理

平卧位头偏向一侧,及时吸净分泌物及呕吐物,防止误吸。必要时行气管插管或气管切开。

2.改善缺氧状态

(1)休息:卧床休息,减少氧耗。

(2)氧疗:给予高浓度(>60%)、高流量(8~10 L/min)氧气吸入,持续给氧时间一般不超过 24 小时,以防发生氧中毒和二氧化碳潴留。必要时行机械通气。

(3)高压氧治疗的护理。①进舱前护理:了解中毒情况及病史,监测生命体征;更换全棉衣物,注意保暖,严禁携带火种及易燃易爆物品进入氧舱;嘱清醒患儿在加压阶段进行吞咽咀嚼动作,保持咽鼓管通畅,避免中耳、鼓膜气压伤。②舱内护理:开始加压时将输液患儿液体平面调低,减压时将液体平面调高,并注意输液速度变化;患儿平卧,头偏向一侧,保持呼吸道通畅;观察生命体征及有无氧中毒;注意保暖及翻身,预防压疮,烦躁患儿防止受伤。

3.用药护理

脱水治疗首选 20%甘露醇 0.5~1 g/kg,在 15~30 分钟内快速注入,根据病情需要 4~8 小时重复一次,防止药物外渗。

4.并发症护理

(1)假愈期表现:意识恢复正常 2~60 天后应观察是否再次出现意识障碍、锥体外系神经障碍、锥体系神经损害、大脑皮质局灶性功能障碍、脑神经及周围神经损害等。

(2)迟发性脑病:观察有无中毒 3~40 天后再次出现神经衰弱、性格改变、认知障碍、痴呆、肌张力增高、肌肉震颤、流涎、感觉运动障碍等迟发性脑病的症状。

(四)健康指导

1.住院期

(1)讲解一氧化碳中毒的病因、治疗及预后,指导家属及患儿配合治疗。

(2)告知家属高压氧治疗的重要性、配合要点及注意事项。

2.居家期

(1)持续观察 2 个月,出现迟发性脑病症状及时就医。

(2)指导家属对有后遗症的患儿进行语言、运动等神经功能训练。

(3)使用煤气时环境必须通风良好,出现头痛、头晕等一氧化碳中毒症状及时脱离现场,防止一氧化碳中毒。

(4)有后遗症的患儿,定期门诊随访,了解神经系统功能恢复情况。

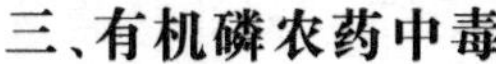

三、有机磷农药中毒

(一)概述

有机磷农药中毒是指有机磷农药短时大量进入人体后造成以神经系统损害为主的一系列伤害，主要包括胆碱能兴奋或危象、中间综合征以及迟发性周围神经病。

(二)病情观察与评估

1.生命体征

监测生命体征，观察有无胸闷、气短、发绀、呼吸浅速、心率加快或减慢、血压升高等症状。

2.症状体征

(1)观察有无瞳孔缩小、视物模糊、多汗、流涎、恶心呕吐等毒蕈碱样症状。

(2)观察有无牙关紧闭、抽搐、肌束震颤、肌肉痉挛、呼吸肌麻痹等烟碱样症状。

(3)观察有无头昏、头痛、疲乏、共济失调、烦躁不安，意识模糊、癫痫样抽搐或昏迷等中枢神经系统症状。

3.安全评估

(1)评估有无因抽搐导致跌倒、坠床及舌咬伤的危险。

(2)评估自杀患儿有无再次自伤、自残的危险。

(三)护理措施

1.气道管理

(1)保持呼吸道通畅：患儿平卧，头偏向一侧，及时清除呕吐物和分泌物，保持呼吸道通畅。

(2)氧疗：呼吸困难者立即吸氧。

2.迅速清除毒物

(1)接触性中毒者：迅速除去污染衣物，用肥皂水、碳酸氢钠溶液、清水或生理盐水彻底清洗被污染部位皮肤。眼睛污染者，用1%碳酸氢钠溶液或生理盐水冲洗至少10分钟后，滴入1%阿托品溶液1滴。

(2)口服中毒者：尽早彻底洗胃，直至洗出胃液澄清并无农药味为止；酌情选用2%碳酸氢钠溶液或1∶5 000高锰酸钾溶液洗胃，但敌百虫中毒时，忌用碳酸氢钠等碱性溶液洗胃，因其可使之变成比它毒性大10倍的敌敌畏；洗胃过程中应密切观察患儿生命体征变化，若发生呼吸、心搏骤停，应立即停止洗胃并进行抢救。

3.皮肤护理

出现接触性皮炎、红斑、水疱、糜烂应保持创面清洁干燥，及时更换敷料，防止感染。

4.用药护理

(1)常用胆碱酯酶复能剂，如长托宁、解磷定等。

(2)观察药物作用 患儿出现瞳孔扩大、颜面潮红、皮肤干燥无汗、口干、肺部湿啰音消失、心率增快，提示达到“阿托品化”。

(3)观察药物不良反应：患儿出现瞳孔明显散大、心动过速、尿潴留、体温升高、烦躁不安、幻觉、狂躁、谵妄等精神症状应警惕阿托品中毒，遵医嘱用毛果芸香碱或新斯的明进行拮抗。

(4)药物使用注意事项：胆碱酯酶复能剂应稀释后缓慢输注，且不能与碱性药物配伍使用，如输注过快或未经稀释会引起呼吸抑制，在碱性溶液中易水解成剧毒氰化物。碘解磷定刺激性强，漏于皮下可引起剧痛及麻木感，使用时应防止药物外渗，不宜肌内注射。

(5)中毒症状消失后2～3周，注意观察有无肢体末端烧灼、疼痛、麻木以及下肢乏力、瘫痪、四肢肌肉萎缩等“反跳现象”。

5.安全管理

(1)专人守护，加强保护，预防跌倒/坠床。

(2)加强心理护理与疏导，加强巡视与陪伴，必要时给予心理支持治疗，缓解患儿紧张恐惧情绪，防止再次自伤。

(3)患儿抽搐时及时清除口、鼻，咽喉分泌物及呕吐物，保持呼吸道通畅，预防窒息；在上、下磨牙间安放牙垫防止舌咬伤。

(四)健康指导

1.住院期

(1)讲解有机磷药物中毒途径、治疗及预后，指导家属及患儿配合治疗。

(2)告知催吐、洗胃目的、配合要点及注意事项。

2.居家期

(1)指导家属对有后遗症患儿进行语言及肢体运动等训练。

(2)尽量避免居家储藏农药或将农药放置于隐蔽、患儿不能触及处。

(3)出院后出现不适及时就诊，3个月内避免再次接触农药。

四、急性呼吸衰竭

（一）概述

急性呼吸衰竭是指各种原因导致中枢和（或）外周性呼吸功能障碍，造成动脉血氧下降和（或）二氧化碳潴留，并引起一系列生理功能和代谢紊乱的临床综合征。分为Ⅰ型呼吸衰竭和Ⅱ型呼吸衰竭。

（二）病情观察与评估

1.生命体征

监测生命体征，观察呼吸频率、节律及形态变化，有无点头样呼吸、潮式呼吸、叹息呼吸、抽泣样呼吸、呼吸无力、呼吸暂停等；观察有无心率变化及心律异常。

2.症状体征

（1）观察有无鼻翼翕动、三凹征、呻吟、精神萎靡症状。

（2）观察有无发绀、烦躁、意识障碍等低氧血症表现。

（3）观察有无四肢湿润、皮肤潮红、多汗、头痛、肌震颤等高碳酸血症表现。

3.安全评估

评估有无因气道堵塞导致窒息的危险。

（三）护理措施

1.气道管理

（1）开放气道：头稍后仰呈鼻吸位；昏迷有舌根后坠时，用口咽或鼻咽管开通气道，必要时行气管插管；机械通气抬高床头 30°～45°。

（2）加温湿化气道：保持病室内适宜温度与湿度，进入体内气体须进行加温湿化，可采用加温湿化器及雾化吸入。

（3）有效排痰：采用腹式呼吸法，深吸气后用力咳嗽、辅助拍背等方式促进痰液排出；按需吸痰，吸痰时注意无菌操作，吸引管直径不超过气管导管内径的 1/2；吸引时动作轻柔，不宜过大，负压在 0.98～1.96 kPa（100～200 mmH_2O），吸引时间一次不宜超过 15 秒。

2.氧疗

Ⅰ型呼吸衰竭可选用鼻导管、面罩和头罩吸氧，使血氧饱和度维持在 90% 以上；吸入纯氧不超过 6 小时；吸入 60% 氧不超过 24 小时，以防氧中毒。Ⅱ型呼吸衰竭应及时给予机械通气。

3.机械通气护理

(1)观察与护理:观察两侧胸廓起伏是否一致、呼吸音是否对称;记录呼吸机参数及各项监测指标;如无禁忌证,常规抬高床头 30°～45°,并根据病情决定翻身频率,一般 2 小时翻身 1 次,体位可仰卧、左侧卧、仰卧、右侧卧,交替进行。

(2)气道护理:保持患儿头肩颈在同一水平,及时清除口咽部、呼吸道分泌物,掌握吸痰时机、严格执行吸痰操作规范,同时,如无禁忌证,可配合胸部物理治疗,即叩击、震颤胸部体表及调整体位,促进大小气道分泌物排出,增强吸痰效果。

(3)呼吸机使用期间护理:①呼吸机管道应低于患儿卧位平面,冷凝水集水杯处于最低位,及时弃去冷凝水,防止水逆向倒流入气道,导致呼吸机相关性肺炎的发生。②加温湿化,采用热湿交换器或含加热导丝的加热湿化器作为湿化装置。③妥善固定气管导管,记录气管插管唇端距,防止导管移位。必要时遵医嘱使用镇静剂或肌肉松弛药,减少因烦躁引起气管导管脱落的可能,减少二次插管率。④口腔护理每天 4～6 次,可减少口咽部细菌定植。⑤严格执行手卫生,接触患儿前后彻底洗手,做好手卫生是减少呼吸机相关性肺炎有效、简便的重要措施之一。⑥呼吸机消毒应按照呼吸机说明书的正规程序执行。

(4)营养护理:营养不良易造成呼吸肌无力,致脱机困难,通过各种途径补充营养,纠正低蛋白血症,维持水电解质和酸碱平衡。

(5)拔管护理:拔管前 4 小时及拔管后 8～12 小时内禁食,并在拔管前抽出胃内容物;遵医嘱拔管前 1～2 小时静脉给予激素类药物,并充分吸尽口鼻腔分泌物后连同吸痰管及导管一起拔出;拔管后遵医嘱吸氧及雾化吸入;拔管后 4 小时内禁止使用镇静剂。

(四)健康指导

1.住院期

(1)讲解呼吸衰竭的发生、发展机制及治疗情况,血气分析及机械通气的重要性和必要性,以取得家属及患儿配合。

(2)与家属沟通,告知疾病进展及治疗情况,缓解其紧张恐惧情绪。

2.居家期

(1)适当参加体育锻炼,增强体质,提高抗病能力,减少呼吸系统感染的机会。

(2)患儿出现咳嗽剧烈、排痰困难、气促、发绀等立即就医。

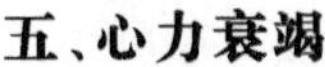

五、心力衰竭

(一)概述

心力衰竭简称心衰,是指心脏收缩或舒张功能下降,使心排血量绝对或相对不足,不能满足机体代谢需要,导致组织器官灌注不足,同时出现肺循环和(或)体循环淤血的一种临床综合征。

(二)病情观察与评估

1.生命体征

监测生命体征,观察有无心率、心律变化,有无呼吸频率、节律及深浅变化,有无血压波动及脉压变化。

2.症状体征

(1)观察患儿有无乏力、烦躁多汗、食欲减退、心排血量不足等表现。

(2)观察有无咳嗽气促、发绀、吃奶费力、端坐呼吸或喜欢竖抱、咯粉红色泡沫痰等急性肺淤血表现。

(3)观察有无肝大伴触痛、颈静脉怒张、眼睑水肿、尿少等体循环淤血表现。

3.安全评估

(1)评估有无因水肿导致压疮的危险。

(2)评估有无因使用洋地黄类药物导致中毒的危险。

(三)护理措施

1.体位与休息

半卧位休息,减轻心脏负担。

2.氧疗

呼吸困难时给予氧气吸入。急性肺水肿时,可在氧气湿化瓶中加入30%乙醇溶液,以降低肺泡表面张力。避免各种刺激引起患儿烦躁哭闹,降低耗氧量。

3.控制液体入量

输液速度以不超过5 mL/(kg·h)为宜,液体总量50～60 mL/kg。

4.合理喂养

(1)轻者予低盐饮食,每天钠摄入量不超过1 g;重者无盐饮食。

(2)少量多餐,防止过饱及呛咳。

(3)喂养时奶嘴孔径选择适宜,避免误吸及吸吮费力,吸吮困难可使用滴管。

5.保持大便通畅

鼓励患儿多吃蔬菜、水果,避免用力排便加重心脏负担。

6.用药护理

(1)洋地黄制剂:每次给药前应测量脉搏、心率。婴儿脉率<90次/分,年长儿<70次/分时暂停用药。当出现心率过慢、心律失常、恶心呕吐、食欲减退、视力模糊、黄绿视、嗜睡、头晕等中毒反应时,立即停药,及时告知医师积极协助处理。

(2)利尿剂:用药期间定时监测体重及尿量变化,观察有无四肢乏力、腹胀、心音低钝、心律失常等低钾表现。

(3)硝普钠:避光输注,根据药物说明书定时更换输液器,输注过程中密切监测心率和血压的变化。

7.压疮预防

(1)水肿患儿皮肤菲薄,易破损,宜选择宽松、柔软的棉质衣服,床单位保持整洁、干燥、平整,避免刺激皮肤。

(2)加强皮肤护理,应使用清水或pH中性的皮肤清洁剂,不可用力擦洗或按摩骨隆突部位皮肤,避免损伤皮肤。

(3)严重水肿者使用气垫床,阴囊水肿可用托带支托阴囊部,低垂部位水肿给予按摩,膝部及踝部等骨隆处可垫软枕减轻局部压力;患儿翻身时避免拖、拉,防止擦伤皮肤。

(四)健康指导

1.住院期

(1)讲解心力衰竭的病因、诱因及防治措施,取得配合。

(2)告知家属休息、卧位、合理喂养对减轻心脏负荷的重要性,积极配合。

2.居家期

(1)教会患儿及家长正确监测脉搏。

(2)注意休息,避免情绪激动和劳累。

(3)注意保暖,防止受凉,预防感冒,避免诱发心力衰竭。

(4)定期门诊随访。

六、急性肝衰竭

(一)概述

肝衰竭是由多种病因导致肝细胞广泛坏死或肝功能急剧严重损害引起的极为凶险的临床综合征。主要表现为黄疸、凝血功能障碍和肝性脑病。

(二)病情观察与评估

1.生命体征

监测生命体征,观察有无呼吸频率、节律、深浅度变化;有无心率、心律变化;有无血压波动及脉压的变化。

2.症状体征

(1)观察有无食欲减退、恶心呕吐、腹胀腹泻、全身乏力,嗜睡,体重减轻等症状。

(2)观察有无肝臭味,皮肤黄疸、瘙痒,蜘蛛痣,肝掌,腹水等肝功能受损的特征性表现。

(3)观察有无皮肤、口腔黏膜自发性出血,鼻出血、皮肤紫癜、消化道出血等症状。

(4)观察有无性格改变、行为异常、睡眠障碍、反射亢进、肌张力增高、扑翼样震颤、烦躁不安甚至昏迷等肝性脑病表现。

3.安全评估

(1)评估有无因昏迷导致压疮的危险。

(2)评估有无因凝血功能异常导致出血的危险。

(三)护理措施

1.体位与休息

(1)绝对卧床休息,以减轻肝脏负担,利于肝细胞的修复与再生。

(2)大量腹水的患儿,采取半卧位,有利于呼吸。

2.氧疗

根据临床表现及血气分析结果选择给氧浓度,通过鼻导管、面罩及头罩给予相应氧气吸入,必要时行加压给氧或呼吸机辅助呼吸。

3.饮食护理

(1)给予低脂、适量蛋白、高糖、高维生素饮食,保证供给足够的热量和维生素。

(2)有肝性脑病先兆者,应忌食蛋白质;消化道出血者应暂禁食。

(3)有腹水和肾功能不全患儿严格控制钠盐摄入量(≤1 g/d)。

(4)避免进食粗糙、坚硬或刺激性食物及增加肝脏解毒负荷的食物和药物。

4.腹水患儿护理

(1)定期测量腹围,动态观察肝腹水情况。

(2)记录液体出入量和体重,监测水钠潴留情况,严重者限制每天的入水量。

5.出血的预防与护理

(1)操作中护理:注射时尽量选用小孔径的针头,抽血或注射后针眼处延长按压时间,避免摩擦。

(2)颅内出血:保持大便通畅,预防便秘,防止引起腹压升高的举动,如咳嗽、打喷嚏、呕吐等,以免诱发颅内出血。一旦发生颅内出血倾向,立即头部制动,通知医师,协助处理。

(3)消化道出血:避免吞咽过烫、粗糙、辛辣食物;一旦发生消化道出血,严格禁食,床旁备好负压吸引装置,避免窒息的危险。

6.肝性脑病护理

(1)有行为改变及意识障碍者加床档,并适当使用约束具保护,防坠床。

(2)昏迷者保持呼吸道通畅。

(3)便秘者口服50%乳果糖或食醋灌肠,禁用肥皂水灌肠以减轻氨的吸收。

7.皮肤护理

(1)患儿宜着宽松柔软的棉质衣服,保持皮肤清洁,剪短指甲,避免抓破皮肤。

(2)皮肤瘙痒时,用清水清洗,适当涂润肤液,禁用碱性皂液,减少对皮肤的刺激。

(3)保持水肿部位皮肤的完整性,协助翻身,避免受压。

(四)健康指导

1.住院期

(1)讲解疾病的发生、发展及治疗,取得家属及患儿配合。

(2)讲解饮食管理的重要性,限制脂肪、蛋白质的摄入,三餐应以谷类、藕粉、蔬菜和水果为主。

(3)鼓励患儿及家属保持乐观情绪,消除恐惧心理,以最佳心理状态配合治疗。

2.居家期

(1)注意休息,劳逸结合,避免剧烈运动增加肝脏负荷。

(2)遵医嘱按时、按量服药,勿盲目用药,以免用药不当而加重肝脏负担。

(3)定期门诊随访,了解肝功能恢复情况。

七、急性肾衰竭

(一)概述

急性肾衰竭是指由于各种原因引起的短期内的肾功能急剧进行性减退而出现的一组临床综合征。临床上出现氮质血症，并伴有严重的水、电解质和酸碱平衡失调，简称急性肾衰竭。

(二)病情观察与评估

1.生命体征

监测生命体征，观察患儿有无血压升高、心律失常及呼吸深快。

2.症状体征

(1)观察有无全身水肿、肺水肿、脑水肿和心力衰竭等水钠潴留表现。

(2)观察有无恶心呕吐、乏力、胸闷、烦躁、头痛、嗜睡、惊厥、电解质紊乱表现。

(3)观察有无精神萎靡、乏力、面色苍白或发灰、口唇樱红色、食欲缺乏等代谢性酸中毒表现。

(4)观察有无腹泻、躁动、谵妄、抽搐、消化道出血、黄疸、心力衰竭、意识障碍等尿毒症期症状。

3.安全评估

(1)评估有无因水肿导致压疮的危险。

(2)评估有无因使用血管活性药物、钙剂渗漏导致皮肤坏死的危险。

(三)护理措施

1.维持体液平衡

遵医嘱控制液体量，准确记录24小时出入量，每天监测体重及腹围，以了解全身水钠潴留情况。

2.休息与活动

少尿期、多尿期应严格卧床休息，恢复期逐渐增加活动。

3.饮食管理

(1)少尿期：限制水、钠、钾、磷和蛋白质，供给足够的能量以减少组织蛋白的分解；不能进食者经静脉补充营养；透析治疗期间不需限制蛋白质入量。

(2)多尿期：逐渐增加蛋白质，给予含钾多的食物(如香蕉、橙子等)。

(3)恢复期：给予高热量、高蛋白饮食。

4.用药护理

(1)利尿剂:用药期间定时监测体重及尿量变化,观察有无四肢乏力、腹胀、心音低钝、心律失常等低钾表现。

(2)血管活性药物:用药期间监测血压,尽量选择深静脉或外周双静脉通道交替输注,加强巡视,避免渗漏。

(3)钙剂、清蛋白:尽量选择深静脉或外周双静脉通道交替输注,加强巡视,避免渗漏。

5.透析护理

(1)指征:有严重容量负荷(肺水肿、重度高血压、左心衰竭);血钾≥6.5 mmol/L;严重酸中毒(HCO_3^- <15 mmol/L),以上情况不能用药缓解者;严重氮质血症(BUN>50 mmol/L),并伴有明显尿毒症症状,包括恶心、呕吐、嗜睡或精神不振。

(2)导管护理:所有管路必须一次性使用,并妥善固定,防止扭曲打折,确保血流通畅,观察有无漏血;严格无菌操作,皮肤插管周围每天消毒,更换敷料,连接管每 2 周更换。

(3)并发症护理:使用抗凝剂期间观察有无皮肤瘀斑、瘀点、口腔黏膜及牙龈出血等;观察有无低血压、高血压、透析失衡综合征等并发症发生,详细记录出入量,透析液输入量及排出量。

6.压疮预防

腹水或水肿患儿,每 2 小时翻身 1 次,翻身时避免拖拉;水肿严重者,使用气垫床,减轻局部受压,避免压疮发生。

(四)健康指导

1.住院期

(1)告知饮食及休息对疾病恢复的重要性,严格遵从不同阶段饮食管理。

(2)有透析指征的患儿应向家属讲解透析的重要性及注意事项,配合治疗。

2.居家期

(1)告知患儿注意休息,防止受凉,避免交叉感染。

(2)教会家属观察异常征象,出现小便减少、小便内有泡沫、水肿等及时就医。

(3)定期随访,了解肾功能恢复情况。

第五章 康复科护理

第一节 冠状动脉粥样硬化性心脏病康复护理

一、概述

冠状动脉粥样硬化性心脏病是指冠状动脉粥样硬化使血管狭窄或阻塞，和(或)因冠状动脉功能性改变(痉挛)导致心肌缺血缺氧或坏死而引起的心脏病，简称冠心病。

冠心病康复是指综合采用主动积极的身体、心理、行为和社会活动的训练与再训练，帮助患者缓解症状，改善心血管功能，在生理、心理、社会、职业和娱乐等方面达到理想状态，提高生活质量。在进行冠心病康复治疗的同时强调积极干预冠心病危险因素，阻止或延缓疾病的发展过程，降低疾病再次发作的危险。

二、临床知识

(一)定义

冠心病是冠状动脉血管发生动脉粥样硬化病变而引起血管腔狭窄或阻塞，造成心肌缺血、缺氧、组织坏死。

(二)病因

1.病因

冠状动脉血管发生动脉粥样硬化病变。

2.危险因素

高血压、吸烟、血脂异常、糖尿病、肥胖、体力活动不足、不合理膳食、代谢综合征、大气污染等。

冠心病可归因于12种常见的、可改变的危险因素。①4种代谢危险因素：高血压、糖尿病、腹型肥胖和高血脂；②4种行为危险因素：吸烟、饮酒、饮食因素和身体活动因素；③4种其他危险因素：受教育程度低、抑郁、握力低和家庭空气污染。

冠心病的发生、发展不是孤立的，而是多因素协同作用的结果。冠心病的危险因素很多，可控与不可控的危险因素间也存在着内在联系。

（三）冠心病分型

根据冠状动脉病变的部位、范围、血管堵塞程度，以及心肌供血不足的发展速度、范围和程度不同，世界卫生组织将其分为5种临床类型：无症状型心肌缺血、心绞痛型冠心病、心肌梗死型冠心病、缺血型心肌病、猝死型冠心病。

（四）临床症状

冠心病在早期无特异性症状，在初期诊断中也很容易与其他心肌疾病混淆。随着病情的恶化，冠心病常伴随心绞痛、心肌梗死、心肌缺血、心力衰竭和猝死。

(1)无症状性心肌缺血患者虽无症状，但静息、动态时或负荷试验心电图有ST段压低、T波降低、变平或倒置等心肌缺血的客观证据；或心肌灌注不足的核素心肌显像表现。

(2)心绞痛是由于心肌暂时性缺血而引起的一种发作性的胸骨后或胸骨略偏左处，或在剑突下的压榨性、闷胀性、窒息性疼痛和不适感。并可放射至左肩或上臂内侧，可达无名指和小指，疼痛可持续1～5分钟，休息或含服硝酸甘油可缓解。

(3)心肌梗死是因冠状动脉闭塞、血流中断，使部分心肌因严重而持久的缺血发生坏死，临床上常出现较心绞痛更为严重和持久的胸痛，硝酸甘油不能缓解，多伴有发热、恶心、呕吐等症状，常并发心律失常、心力衰竭和休克等。

(4)缺血性心肌病表现为心脏增大、心力衰竭和心律失常，为长期心肌缺血或坏死导致心肌纤维化而引起。部分患者原有心绞痛发作，以后由于病变广泛，心肌广泛纤维化，心绞痛逐渐减少到消失，却出现心力衰竭的表现，如气紧、水肿、乏力等，还有各种心律失常，表现为心悸。还有部分患者从来没有心绞痛，而直接表现为心力衰竭和心律失常。

(5)猝死是指突然和出乎意料的死亡。世界卫生组织将发病后6小时内死亡者定义为猝死，多数学者主张为1小时，但也有人将发病后24小时内死亡也列为猝死。心源性猝死中冠心病猝死最常见，急性心肌缺血造成局部电生理紊

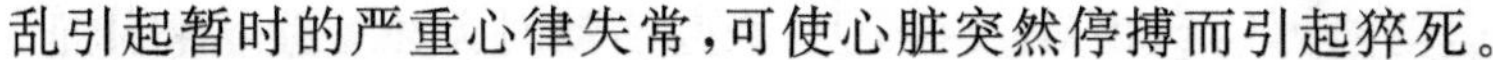

乱引起暂时的严重心律失常，可使心脏突然停搏而引起猝死。

三、康复治疗

（一）康复治疗分期

根据冠心病康复治疗的特征及五大处方，将康复治疗分为3期。

Ⅰ期：指急性心肌梗死或急性冠脉综合征住院期康复，一般时间为3～7天。

Ⅱ期：指患者出院开始，至病情稳定性完全建立为止，时间为5～6周。由于急性阶段缩短，Ⅱ期的时间也趋向于逐步缩短。

Ⅲ期：指病情处于较长期稳定状态，或Ⅱ期过程结束的冠心病患者，包括陈旧性心肌梗死、稳定型心绞痛及隐性冠心病。康复疗程一般为2～3个月，自我锻炼应该持续终身。有人将终身维持的锻炼列为第Ⅳ期。

（二）康复治疗

1. Ⅰ期（医院康复）

本期指急性心肌梗死或急性冠脉综合征住院期康复。时间3～7天。

（1）康复目标：低水平运动试验阴性，可以按正常节奏连续行走100～200米或上下1～2层楼而无症状和体征。运动能力达到2～3 METs（代谢当量），METs通常以安静、坐位时的能量消耗为基础，表达各种活动时相对能量代谢水平，1 MET相当于3.5 mL/(kg · min)。能够适应家庭生活。患者理解冠心病的危险因素及注意事项，在心理上适应疾病的发作和处理生活中的相关问题。

（2）治疗方案：以循序渐进地增加活动量为原则，生命体征一旦稳定，无并发症时即可开始。要根据患者的自我感觉，尽量进行可以耐受的日常活动。此期康复一般在心脏科进行。

（3）适应证：患者生命体征稳定，安静状态下心率<每分钟110次，无明显心绞痛；无新发的心力衰竭现象；无心律失常。

（4）运动反应：心脏康复可以继续进行的指标包括，①合适的心率增加，比安静时每分钟增加5～20次；②合适的血压增加，比安静时增加1.3～2.7 kPa（10～20 mmHg），若血压收缩压下降1.3 kPa（10 mmHg）要注意；下降2.7 kPa（20 mmHg）必须停止，此时说明左室或者左主干存在问题；③心电监护未见心律失常和ST段的改变；④无心血管症状，如心悸、气促、过度疲劳；无心力衰竭、严重心律失常和心源性休克，血压基本正常，体温正常。

2. Ⅱ期（康复中心、家庭康复）

本期指患者出院开始，至病情稳定性完全建立为止。时间5～6周。适应证：患者病情稳定，运动能力达到 3 METs 以上，家庭活动时无显著症状和体征。

（1）康复目标：逐步恢复一般日常生活活动能力，包括轻度家务劳动、娱乐活动等。运动能力达到 4～6 METs，提高生活质量。对体力活动没有更高要求的患者可停留在此期。此期在康复中心或患者家庭完成。

（2）治疗方案：通过评估给合适的运动处方。可进行提高心肺功能的运动、体力耐力训练、医疗体操、气功、家庭卫生、厨房活动、园艺活动或在邻近区域购物，活动强度为 40%～50% 最大心率，自觉劳累程度为 13～15 METs。一般活动均需医护监测；较大强度活动时可用远程心电图监护系统监测，无并发症的患者可在家属帮助下逐步过渡到无监护活动。

3. Ⅲ期（社区康复）

本期指病情处于较长期稳定状态，或Ⅱ期过程结束的患者，包括陈旧性心肌梗死、稳定型心绞痛及隐性冠心病。康复疗程一般为 2～3 个月，自我锻炼应该持续终身。适应证：临床病情长期稳定者。

（1）康复目标：巩固Ⅱ期康复成果，控制危险因素，改善或提高体力活动能力和心血管功能，恢复发病前的生活和工作。此期可以在康复中心完成，也可以在社区进行。

（2）治疗方案：全面康复方案包括有氧训练、循环抗阻训练、柔韧性训练、医疗体操、作业训练、放松性训练、行为治疗、心理治疗等。在整体方案中，有氧训练是最重要的核心。

（3）性功能障碍及康复：Ⅲ期康复应该将恢复性生活作为目标（除非患者没有需求）。判断患者是否可以进行性生活的简易试验：①上二层楼试验（同时做心电监测），通常性生活中心脏射血量约比安静时高 50%，这和快速上二层楼的心血管反应相似。②观察患者能否完成 5～6 METs 的活动，因为采用放松体位的性生活最高能耗为 4～5 METs。在恢复性生活前应该经过充分的康复训练，并得到经治医师的认可。

四、康复护理策略

（一）康复护理评定

1. 一般情况评定

（1）一般身体状况：身高、体重、BMI、腰围、腰臀比、体脂含量。

（2）危险因素：评定是否有高血压、高脂血症、吸烟、肥胖、糖尿病、精神神经因素及家族遗传史、年龄、性别等。

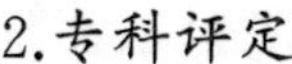
2.专科评定

(1)心肺功能评定、心肺功能分级、心脏超声、运动负荷试验。

(2)6 分钟步行试验。

(3)疼痛、营养评定。

3.心理社会功能评定

(1)焦虑自评量表、抑郁自评量表、汉密尔顿抑郁量表等评定患者是否存在焦虑、抑郁等不良情绪。

(2)睡眠质量评定,采用匹兹堡睡眠质量指数量表评定患者的睡眠情况。

(3)家庭情况评定,包括家族史、遗传史。

(二)康复护理策略

冠心病康复治疗及康复护理,遵循心脏康复五大处方,各期康复护理策略如下。

1.Ⅰ期康复护理策略

(1)患者早期病情评定:包括病史、体格检查、冠心病危险因素的评定、心理社会功能评定,以及心肺功能的专项评定、行为类型的康复评定等。

(2)健康知识教育:对患者进行疾病知识教育,了解冠心病的发病特点、注意事项和防止复发的方法。进行养成良好生活习惯的教育,如保持大便通畅,低盐规律饮食,保持良好的生活习惯等。

(3)"双心"护理:患者急性发病后会出现焦虑和恐惧感,做好心理评定和心理康复护理。

(4)早期康复运动:运动治疗前需综合评定,运动方案须循序渐进。①床上活动:在床上做四肢各关节的主、被动活动,逐渐增加活动量,完成日常生活活动。②坐位训练:从被动运动开始,逐步过渡到床上坐位,坐位双脚悬吊在床边。③步行训练:从床边站立开始,再床边步行,病房内行走,走廊行走。步行距离从 100～800 米逐渐增加。④上下楼:开始缓慢上楼,上一台阶可稍休息片刻,以不出现不良反应为负荷。

(5)运动康复监测指导:早期康复运动和日常生活活动自理必须在心电和血压监护下进行,运动量宜控制在较静息心率每分钟增加 20 次左右,同时患者感觉不明显费力。

2.Ⅱ期康复护理策略

Ⅱ期指自患者出院至出院后一年内,按照心脏康复的五大处方进行康复护理。

(1)药物处方:是心脏康复五大处方的基石。药物处方应重视“三性”,即有效性、安全性和依从性的管理。①与患者有效的沟通治疗的方法、药物的性质、作用、可能的不良反应。②注意心血管用药与运动反应之间的关系。③观察心血管药物的作用及不良反应。④应用洋地黄类药物要测脉搏,指导患者使用硝酸甘油注意事项及药物保管。

(2)运动处方:运动处方是患者康复安全有效的保障。运动处方包括四大部分,即运动强度、运动频率、运动时间和运动类型。根据评定,强调以安全性为原则,制订个性化运动处方,运动治疗必须长期坚持。

常见运动项目:有氧运动、抗阻运动、柔韧性训练、平衡训练。常见的运动方式有走步、跑步、骑车、游泳等。建议强度为最大运动强度的50%～80%,每次运动时间为20～40分钟,运动频率3～5次/周。

运动程序包括3个步骤,每次训练都必须包括准备、训练和结束活动。第一步:准备活动,即热身运动,目的是预热,即让肌肉、关节、韧带和心血管系统逐步适应训练期的运动应激。一般采用医疗体操、太极拳等,持续5～10分钟。第二步:训练阶段,包含有氧运动、抗阻运动、柔韧性运动、平衡功能等各种运动训练。其中有氧运动是基础,抗阻运动和柔韧性运动是补充。持续15～40分钟。第三步:结束活动,让高度兴奋的心血管应激逐步降低,适应运动停止后血流动力学改变。运动方式可以与训练方式相同,但强度逐步减小,持续5～10分钟。

运动监测注意事项:①要教会患者自己数脉搏,在运动后即刻数脉搏。②只在感觉良好时运动。感冒或发热症状和体征消失2天以上再恢复运动。③注意周围环境对运动反应的影响,避免在寒冷、炎热气温时剧烈运动;穿戴宽松、舒适、透气的衣服和鞋,上坡时要减慢速度,饭后不做剧烈运动。④定期检查和修正运动处方,避免过度训练。药物治疗发生变化时,要注意相应调整运动方案。⑤警惕状态,运动时如发现心绞痛或其他症状,应停止运动。⑥训练必须持之以恒。⑦避免在运动后即刻用热水洗澡,应在休息15分钟后,并控制水温在40℃以下。

(3)生活方式指导:指导患者养成良好的生活习惯,避免危险因素,预防冠心病复发、进展。①饮食清淡少盐,可选禽肉,增加鱼类摄入。②增加日常蔬菜、水果和奶制品摄入,增加钾、钙、镁摄入。③限酒:严格控制饮酒量,白酒不超过50 mL/d,或葡萄酒250 mL/d,或啤酒750 mL/d。④戒烟:戒烟评定与教育,根据患者《吸烟者尼古丁依赖检验量表(FTND)》测评结果,采取适当方式开展戒烟教育。⑤指导患者控制和减少诱发因素:合理安排日常活动,劳逸结合,保证充足的睡眠，控制并减轻体重。

(4)营养处方：膳食治疗是预防和治疗心血管疾病的基石。①总能量摄入与身体活动要平衡：保持健康体重，即 BMI<24.0 kg/m²。②低脂肪、低饱和脂肪膳食：膳食中脂肪提供的能量不超过总能量的 30%。③减少反式脂肪酸的摄入，控制其不超过总能量的 1%。④足量摄入新鲜蔬菜(400～500 g/d)和水果(200～400 g/d)。

(5)心理处方。①增强健康知识：通过床边宣讲、视频、讲座或健康宣传手册等方式使患者和家属学习心血管疾病的病因、发展过程、症状、并发症、治疗方法及预防措施，从而使其深入了解疾病，积极配合治疗。②不合理认知的分析及合理替代：鼓励患者找出自身不良行为或导致不良情绪的事件，纠正不合理认知和行为方式，建立健康的合理认知及生活方式。③良好的社会支持环境：使家属积极配合，主动关心患者，配合做好支持性心理治疗。④通过心理疏导认识高危因素，控制高血压、高血脂、肥胖、糖尿病及戒烟，积极预防及控制动脉粥样硬化。

3.Ⅲ期康复护理策略

Ⅲ期康复指出院后一年以上的社区家庭心脏康复阶段。

(1)康复疗程一般为 2～3 个月，自我训练应该持续终身。

(2)社区或家庭康复期做好延伸康复护理。

(3)在患者的院外康复期，根据患者自身情况的不同，应对患者有不同的运动指导和运动监护。同时加强对疾病各种危险因素的控制。

(4)最常用的运动方式有行走、慢跑、骑自行车、游泳等。计划约需 12 周时间，可安全完成7～8 METs。

(三)常见并发症的预防与处理

1.心力衰竭

以左心衰竭比较常见，表现为活动耐力下降，劳力性呼吸困难，甚至出现急性左心衰竭发作，也有可能表现为全心衰竭、双下肢水肿、颈静脉怒张、肝大、胸腔积液样改变。

(1)预防：①早期针对冠心病的危险因素进行健康教育，如吸烟、肥胖、高血压、血脂异常和糖尿病等进行积极的有针对性的教育和指导。②按心脏康复五个处方，针对病情分Ⅰ、Ⅱ、Ⅲ期进行冠心病的康复治疗和护理指导，改善心功能，预防冠心病并发症的发生。

(2)对患者进行整体治疗，包括药物、非药物、营养、康复、心理、社会支持等各方面，并且长期随访，从而显著提高治疗效果，改善预后，降低心力衰竭住院风险。

急性期评定。①生活质量的评定:采用明尼苏达心力衰竭生活质量量表和堪萨斯城心肌病患者生活质量量表;②营养、睡眠、心理、戒烟的评定;③液体潴留程度评定。

急性心力衰竭的患者病情不稳定,需卧床休息,一切以减轻心脏负担为主,期间不做运动康复,优化用药方案,适当进行呼吸锻炼,保持低盐饮食,加强能量补给,少量多餐,控制饮水量,保持大便通畅,监测每天体重及潜在的病情恶化。

稳定期评定:①心肺功能评定(心肺运动试验、超声心动图、动态心排量评定);②运动能力的评定(活动能力、肌力、平衡能力、步行速度、柔韧性测定、日常生活活动评定)。

运动康复。①活动部位:四肢及核心肌群。活动强度为心率每分钟100～120次为宜;热身运动可做呼吸操,松弛运动可做哑铃上举、花生球运动。②呼吸锻炼。③对疼痛、睡眠、心理干预。④营养:根据营养评定结果对症给予营养干预,指导患者进食高蛋白、高热量、高纤维素、低盐、低脂、易消化的饮食,同时注意监测血糖和血脂的情况。

合理使用药物是改善心力衰竭患者预后的重要措施。优化药物治疗,做好药物处方治疗的康复护理。

2.急性心肌梗死

临床表现有持久的胸骨后剧烈疼痛、发热、白细胞计数和血清心肌坏死标志物增高以及心电图进行性改变。

(1)预防:①从生活方式和饮食做起,主要目的就是控制血压、血脂、血糖,降低心脑血管疾病复发的风险,减少并发症的发生。②保持愉快的心情,良好睡眠,合理饮食,戒烟戒酒,避免重体力劳动或者是突然的用力,饱餐后不宜运动。③坚持锻炼身体,做一些适度的有氧运动,切勿剧烈运动;坚持长期服药,减少并发症的发生。

(2)处理:①对于急性ST段抬高型心肌梗死患者,早期治疗的关键在于开通梗死相关血管,尽可能挽救濒死心肌,降低患者急性期的死亡风险并改善长期预后。②做好经皮冠脉介入术围术期康复护理。

(四)健康教育与随访

1.康复健康教育内容

(1)冠心病防治教育:冠心病患者的二级预防即为恢复期的防治重点,应该从饮食、运动、用药、危险因素控制等进行综合性防治,对已发生的冠心病患者,

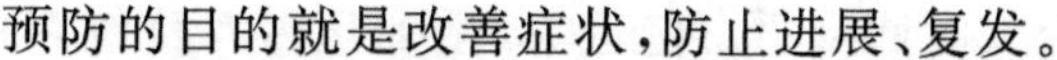

预防的目的就是改善症状，防止进展、复发。

(2)改变生活方式：合理膳食，控制体重，适当运动，戒烟，减轻精神压力。养成良好的生活习惯，保证充足睡眠，注意劳逸结合，量力而行，不过于劳累。

(3)避免诱发因素：告知患者及家属过劳、情绪激动、饱餐、寒冷刺激等都是心绞痛发作的诱因，应注意尽量避免。

(4)病情自我监测：指导患者及家属心绞痛发作时的缓解方法，胸痛发作时应立即停止活动或舌下含服硝酸甘油。如服用硝酸甘油不缓解，或心绞痛发作比以往频繁，程度加重，疼痛时间延长，应立即到医院就诊，警惕心肌梗死的发生。不典型心绞痛发作时可能表现为牙痛、上腹痛等，为防止误诊，可先按心绞痛发作处理并及时就医。

(5)用药指导：指导患者出院后遵医嘱服药，不要擅自增减药量，自我监测药物不良反应。外出时随身携带硝酸甘油以备急需。

2.定期随访

(1)定期复查：告知患者定期复查，复查心电图、血糖、血脂等。

(2)建立冠心病随访制度，制订规范化随访流程，建立患者的随访档案，并定期进行随访。

五、常用康复护理技术

(一)呼吸训练技术

1.腹式呼吸

(1)吸气：采取仰卧或舒适的坐姿，一手放在肚脐处，放松全身，先自然呼吸，然后吸气，最大限度地向外扩张腹部，使腹部鼓起，胸部保持不动。

(2)呼气：向内收缩腹部，把所有废气从肺部呼出去。吸气和呼气时间比为1∶2。

2.缩唇呼吸

(1)舌尖轻顶上颚，用鼻子慢慢吸气，让气体从鼻孔吸入，由1默数到3。

(2)舌尖自然放松，嘴唇撅起如“吹口哨”状，使气体轻轻吹出，由1默数到6，维持呼气时间是吸气时间的2倍。腹式呼吸结合缩唇呼吸，每天练习3～4次，每次15～30分钟。

3.双手置上腹呼吸

通过加大膈肌运动，诱导腹式呼吸，改善肺通气和异常呼吸。

(1)患者坐位或仰卧位，双腿屈膝，放松腹部、胸部和肩部。

(2)双手分别置于左右上腹部,吸气时腹部缓缓隆起,双手加压做对抗练习;呼气时腹部下陷,两手随之下沉,在呼气末稍用力加压,以增加腹内压,使横膈进一步抬高。

(3)缩唇呼气,双手随腹部下沉稍加压,使膈肌最大程度上抬,收紧腹部肌肉。每次5～10分钟,每天2～3次。

(二)6分钟步行试验

1.适应证

6分钟步行试验可综合评定慢性疾病患者运动能力,主要适用于以下疾病。

(1)慢性肺部疾病:肺移植、肺切除、肺减容术、肺的康复、慢性阻塞性肺疾病、肺囊性纤维化。

(2)心血管疾病:肺循环高压、心力衰竭、周围血管疾病、纤维肌痛、老年患者、心力衰竭、特发性肺动脉高压。

2.禁忌证

(1)绝对禁忌证:1个月内有不稳定型心绞痛或心肌梗死。

(2)相对禁忌证:包括静息状态心率超过每分钟120次,收缩压超过24.0 kPa(180 mmHg),舒张压超过13.3 kPa(100 mmHg)。

3.操作准备

(1)试验场地准备:室内封闭走廊,少有人走动。地面平直坚硬,在长30米的走廊上,每3米做一个标记,折返点放置锥形路标,在地上标出条带状起始线,标记每圈的起始。

(2)设备与物品准备:6分钟步行试验测试系统或计时器和圈数计数器、氧气源(如需要)、血压计、简易呼吸器、除颤仪、记录表、便于推动的椅子、标记折返点的标志物、心电血压监护仪。

(3)患者准备:①穿舒适的衣服和合适的鞋子。②晨间和午后进行试验的患者试验前可少量进餐。③试验前2小时内患者不要做剧烈运动,试验前不应进行热身活动。④患者应继续应用原有的治疗;可使用日常的行走工具(如拐杖等)。

(4)试验方法:①患者在试验前10分钟到达地点,患者在场地附近就坐休息,患者无禁忌证,确认患者是否符合试验时着装。测量血压、脉搏、血氧饱和度,填写工作表的第一部分。②让患者站立,应用Borg呼吸困难指数评分对其基础状态下的呼吸困难情况进行评估。③指导患者完成6分钟步行距离测试。

(5)6分钟步行试验评估:>450米为轻度心力衰竭,300～450米为中度心力衰竭,150～300米为重度心力衰竭,<150米为极重度心力衰竭。

(三)有氧运动训练技术

(1)平板运动训练技术是一种主动运动,通过改变运动时的速度和坡度逐级增加运动负荷量,进行有氧耐力训练,从而增加心肌的耗氧量,提高患者心肺功能。

(2)平衡性训练是人体基本活动的能力之一,平衡性训练可以提高平衡能力有效提高日常活动能力,降低跌倒风险。常用训练方法有徒手、平衡垫、器械等,根据由易到难的原则,个体化进行。

(四)柔韧性训练技术

柔韧性训练的主要作用是拉伸肌肉和韧带。虽然对心血管疾病无直接治疗作用,但可以缓解情绪、增加关节活动度、预防腰背痛发生。推荐颈部、上肢、躯干、下肢拉伸各 2 组,建议强度为有拉伸感觉而无明显疼痛,每次持续时间 15～30 秒,总时间 10 分钟左右,鼓励每天进行。

(五)相关心肺康复护理操

包括八段锦、哑铃、弹力带、握力器、徒手操、3 位呼吸操等,指导患者训练及掌握。

1.训练前准备

(1)对患者进行一般情况和体适能评定,了解患者年龄、疾病、诊断、功能障碍,并进行运动风险评定。

(2)根据心脏康复医师开出的运动处方,做好患者运动训练的准备工作,包括平板运动、运动强度、运动时间及运动频率等。

(3)备好抢救设备及药品,配备监护设备,随时监测患者动态心电图、血压、血氧饱和度等变化。

2.训练程序

准备运动、运动训练、整理运动。

(六)运动训练安全问题

(1)进行评定或训练运动前须备好抢救车、急救物品等应急物品。

(2)停止运动指标:①有明显呼吸困难或乏力,运动中呼吸频率＞每分钟 40 次。②脉压＜1.3 kPa(10 mmHg),运动加量时血压下降＞1.3 kPa(10 mmHg)。③大汗、脸色苍白或意识不清。④运动中室上性或室性期前收缩增加。⑤肺啰音增加;第二心音亢进。

(3)具备心肺复苏术的能力,需要时应保证相关的抢救人员到场。

第二节　慢性阻塞性肺疾病康复护理

一、概述

慢性阻塞性肺疾病是一种可以预防、治疗的疾病，以不完全可逆的气流受限为特点。气流受限常呈进行性加重，且多与肺部对有害颗粒或气体、主要是吸烟的异常炎症反应有关。虽然慢性阻塞性肺疾病累及肺，但也可以引起显著的全身效应。

二、基础知识

(一)定义

阻塞性肺气肿简称肺气肿，是由于吸烟、感染、大气污染等因素的刺激，引起终末细支气管远端(呼吸细支气管、肺泡管、肺泡囊和肺泡)的气道弹性减退，过度膨胀、充气和容积增大，并伴有气道壁的破坏。

(二)病因

(1)吸烟是慢性阻塞性肺疾病的主要危险因素。

(2)职业粉尘和化学刺激。

(3)环境污染。

(4)感染：病原体感染是慢性阻塞性肺疾病发生、发展与急性加重的重要因素之一。

(5)蛋白酶-抗蛋白酶失衡。

(6)其他：自主神经功能失调、营养不良、肺生长发育不良、社会经济状况等。

(三)临床主要症状

1.慢性咳嗽、咳痰

起初呈间歇性，晨起较重，白天较轻，睡眠时有阵咳或咳痰。咳痰为白色黏痰或浆液性泡沫痰，偶带血丝。急性发作期痰量增多，可出现脓性痰。少数患者咳嗽不伴咳痰。也有部分患者虽有明显气流受限但无咳嗽症状。

2.气短或呼吸困难

早期仅于劳力时出现，后逐渐加重，以致日常活动甚至休息时也感气短。部分患者，特别是重度患者或急性加重时可出现喘息及哮鸣音。

三、康复治疗

(一)急性期

抗炎、平喘治疗。

(二)稳定期

(1)物理疗法：可采用休养疗法，有效咳嗽训练、胸部叩击和体位引流促进排痰，缩唇呼吸、腹式呼吸等呼吸方式管理，提高呼吸效率。

(2)运动训练：运动训练是改善运动耐力最有效的方法，是肺康复的核心内容。包括运动前评估、运动方式、运动强度、运动的编排、运动频率、运动周期和训练效果的维持、提高运动训练效果的方法等。

(3)日常生活能力的训练：日常生活动作的训练，挖掘患者潜能，增加其独立生活能力。

(4)精神和心理的康复。

(5)工作能力的锻炼和职业康复。

四、康复护理策略

(一)康复护理评定

早期对患者的肺功能、临床症状及功能状况等进行评定，及早介入康复护理，才能改善患者状况及避免并发症的发生。慢性阻塞性肺疾病患者的康复评定包括患者一般状况评定、专科评定及心理社会评定。

1.一般情况评定

(1)患者一般资料：如性别、年龄、患病史、用药史、治疗史及心电图、胸部X线、CT检查等。

(2)营养状况评定：①采用主观全面评定量表进行营养风险评定，包括患者自评表和医务人员评定表两部分，总分0～1分为A级，提示营养良好；2～8分为B级，提示可疑或中度营养不良；≥9分为C级，提示重度营养不良。②慢性阻塞性肺疾病诊治指南将BMI＜21定为需进行营养干预的指标，18.5～21为轻度营养不良，15～18.4为中度营养不良，＜15为重度营养不良。

2.专科评定

(1)肺功能评定：常用指标包括用力肺活量(FVC)、1秒用力呼气容积(FEV1)和FEV1/FVC。

(2)运动耐受能力评定：①6分钟步行试验。②穿梭步行试验。③日常生活活动能力评定，Barthel 指数评定是国际康复医学界常用方法，Barthel 指数 40 分以上者康复治疗效益最大。④肌力评定。

(3)呼吸状况评定：Borg 呼吸困难评分表，主要用于评估患者呼吸困难或疲劳程度；mMRC 呼吸困难指数；ATS 呼吸困难评分等。

(4)衰弱评定：Fried 衰弱标准是判定慢性阻塞性肺疾病患者是否存在衰弱的常用指标。

(5)生存质量评定：常用问卷包括圣乔治呼吸问卷、慢性阻塞性肺疾病评定测试问卷。

3.心理社会评定

(1)心理健康状况评定：采用焦虑自评量表、抑郁自评量表、汉密尔顿抑郁量表等评定患者是否存在焦虑、抑郁等不良情绪。

(2)睡眠质量评定：用匹兹堡睡眠质量指数量表评定患者最近 1 个月睡眠质量情况。通过睡眠日记进行主观评定。

(二)康复护理策略

1.一般康复护理策略

(1)环境维护：保持室内空气流通，维持适宜的室内温湿度(温度 18～20 ℃，湿度 50％～60％)，并注意保暖。

(2)姿势修正：患者采取舒适的体位(取坐位或半卧位)，急性加重期宜采取身体前倾位。

(3)保证体液容量：督促患者多饮水，补充体内水分，以利于呼吸道痰液的稀释和排出。

(4)氧疗：一般采取鼻导管 1～2 L/min 低流量氧气持续吸入法，每天坚持 15 小时以上。运动吸氧能改善运动时产生的乳酸性中毒，条件许可的患者尽可能在活动时应用携带式氧气筒。

2.急性呼吸道感染康复护理策略

(1)病情观察：密切观察患者咳嗽咳痰情况，观察患者痰液的量、颜色、性状及痰液黏稠度。根据情况留取痰标本。

(2)用药及观察：用药过程中要注意观察药物疗效及不良反应。

(3)促进排痰，减轻呼吸道感染：胸部物理治疗作为呼吸道廓清技术的经典方法在临床广泛应用。可采取雾化吸入、翻身拍背、体位引流、胸部振动、有效咳嗽训练、主动呼吸循环技术等，促进痰液排出。必要时也可使用气道廓清仪器，清除气道分泌物。

3.康复护理策略

(1)呼吸训练:慢性阻塞性肺疾病患者需要增加呼吸频率来代偿呼吸困难,这种代偿多依赖胸式呼吸,而胸式呼吸效能低,患者易疲劳。指导患者进行缩唇呼吸、膈式或腹式呼吸、腹部加压呼吸及吸气阻力器的使用等呼吸训练,可以加强胸、膈呼吸肌的肌力与耐力,改善呼吸功能。每天训练3~4次,每次重复8~10次。建议在疾病恢复期或出院前进行训练。

(2)排痰训练:包括体位引流、胸部叩击、胸部振动及直接咳嗽。目的是促进呼吸道分泌物排出,降低气流阻力,预防支气管、肺部感染。对于无力咳出黏稠痰液、意识不清或排痰困难者可机械吸痰。

(3)全身训练:稳定期患者可进行放松训练、步行训练、四肢及躯干肌力训练、日常生活活动训练等,运动强度以患者未出现不适为宜。对于卧床期患者则主要进行主被动训练、循环抗阻训练等。为保持训练效果,患者应坚持终身训练。

4.心理康复护理

慢性阻塞性肺疾病患者焦虑、沮丧、不能正确对待疾病可进一步加重残障程度,因此心理及行为干预非常必要。应给予安静舒适的环境,提供其所需要的信息,鼓励患者缓慢深呼吸、放松全身肌肉,分散患者注意力。调动患者的社会支持系统,给予关心与支持;鼓励其参与自身康复计划制订等。

5.营养康复

慢性阻塞性肺疾病患者的营养康复是药物治疗、呼吸康复的基础条件。饮食营养调配以高蛋白、高脂肪、低碳水化合物为原则。

6.改善睡眠

采取促进睡眠的方法,如睡前听音乐、看报纸、喝牛奶等。如患者仍无法入睡,可遵医嘱合理使用助眠药物。

(三)常见并发症预防与处理

1.心血管疾病

心血管疾病包括慢性肺源性心脏病、缺血性心脏病、心力衰竭等。

(1)预防:预防和控制感染、心律失常、心力衰竭等;缓解期去除诱因,避免疾病进展。

(2)处理:①休息与活动,在心肺功能失代偿期应卧床休息,代偿期鼓励患者量力而为、循序渐进地活动,以不产生疲劳为度。②病情观察,观察患者生命体征及意识状态,有无呼吸困难,是否出现下肢水肿,颈静脉怒张等右心衰竭的症状。③饮食护理，给予高纤维素、易消化的清淡饮食，避免高糖饮食，以免引起痰液黏稠加重呼吸困难。④用药护理，应用排钾利尿剂要注意补钾；使用洋地黄类药物要注意观察药物毒性反应；应用血管扩张药，注意观察患者的心率及血压情况。

2.呼吸衰竭

(1)预防：①减少能量消耗，解除支气管痉挛，消除支气管黏膜水肿，减少支气管分泌物，降低气道阻力，减少能量消耗。②改善营养状况，增强营养，给予患者高热量、高蛋白质及各种维生素的摄入量。③坚持呼吸训练，增强呼吸肌的运动功能。

(2)处理：①保持呼吸道通畅，及时清除痰液，按医嘱应用支气管扩张剂，如氨茶碱等。②对病情重或昏迷患者气管插管或气管切开，使用人工机械呼吸器。③氧疗，Ⅱ型呼吸衰竭患者应给予低浓度(＜35％)持续吸氧，Ⅰ型呼吸衰竭则给予较高浓度(＞35％)吸氧。④按医嘱使用抗生素控制呼吸道感染；使用呼吸兴奋剂(如尼可刹米、洛贝林等)。

3.骨质疏松(预防重于治疗)

(1)预防：①控制炎症反应，全身性炎症可使稳定期慢性阻塞性肺疾病患者出现低骨密度现象。②积极治疗原发病。③戒烟限酒。④坚持运动，缺乏运动易加速骨质疏松症的发生发展。⑤改变饮食结构，避免酸性物质摄入过量，如肉类、糖等。

(2)处理：①运动训练，坚持有氧运动有助于骨量的维持。要注意预防跌倒。②饮食治疗，足量的钙、维生素 D、维生素 C 及蛋白质等食物的摄入。③药物治疗，按医嘱用药并做好用药观察。

(四)健康教育与随访

1.避免劳累

急性期患者以休息为主，稳定期患者可进行适当活动，但要以不感到疲劳，不加重症状为宜。

2.坚持氧疗

告知患者家庭氧疗及运动氧疗的重要性及目的。呼吸困难伴低氧血症者需坚持长期家庭氧疗。

3.远离危险

告知患者戒烟限酒、避免刺激性有害气体的吸入，注意保暖，预防感冒。

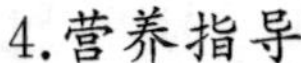

4.营养指导

饮食应保证有足够蛋白质及食物纤维素，鼓励少量多餐，少食辛辣刺激及产气食物，保证水、电解质正常摄取和维持。

5.康复指导

制订康复锻炼计划，包括呼吸训练、步行、慢跑等，以提高患者的肺功能及运动耐力。教会患者和家属依据呼吸困难与活动之间的关系，合理安排工作和生活。

6.心理指导

指导患者以积极的心态对待疾病，向患者说明良好心理状态的重要性，鼓励其培养新的兴趣爱好。动员患者的社会支持系统，使其心理上得以慰藉。

7.正确用药

向患者说明坚持用药的重要性和必要性，注意观察药物的疗效和不良反应。

8.良好睡眠

养成良好的睡眠习惯，入睡困难者可于睡前喝牛奶、听音乐，以促进睡眠。仍无法改善睡眠时，可遵医嘱合理使用促睡眠药物。

9.出院随访

随访内容主要包括饮食、睡眠、用药、康复训练情况。告知患者定期到医院进行肺功能检测，以了解肺功能状况。如病情急性加重应及时到医院就诊。

五、康复护理技术

(一)放松训练

可采取卧、坐、站立位，指导患者放松全身肌肉，对于肌紧张部位可节律性摆动或转动以利于该部肌群的放松。放松练习有利于气急、气短症状的缓解。

(二)呼吸训练

1.缩唇呼吸

通过缩唇形成的微弱阻力来延长呼气时间，增加气道阻力，延缓气道塌陷。吸气与呼气时间比为1∶2或1∶3。

2.膈式或腹式呼吸

患者可采取立位、平卧位或半卧位。与缩唇呼吸相配合，吸气时，膈肌最大程度下降，腹部凸出；呼气时膈肌松弛、腹肌收缩腹部下降，推动肺部气体排出。

3.腹部加压呼吸

可在卧位或坐位进行，患者用一只手按压在上腹部，呼气时腹部下沉，此时该手再稍加压用力，以使进一步增高腹内压，迫使膈肌上抬。吸气时，上腹部对抗该手的压力，将腹部徐徐隆起。

（三）排痰技术

1.体位引流

体位引流是依靠重力作用促使各肺叶或肺段气道分泌物的引流排出。适用于神志清楚体力较好，分泌物较多的患者。每天做 2～3 次，总治疗时间 30～45 分钟。宜在早晨清醒后或饭后 1～2 小时做体位引流。

2.胸部叩击振动

将手掌微曲呈碗口状沿支气管的走向叩击患者胸壁，叩拍力可通过胸壁传至气道将支气管壁上的分泌物松解而易于咳出。高龄或皮肤易破损者可用薄毛巾或其他保护物包盖在叩拍部位以保护皮肤。

3.有效咳嗽训练

取坐位，双足着地，身体前倾，双手抱枕。深吸气→关闭喉头（增加气道内压力）→收缩腹肌（增加腹压抬高膈肌）→固定胸廓不使其扩张（提高胸腔内压）→肺泡内压力明显增高时→声门打开→痰液随喷出气流排出。

4.主动呼吸循环技术

患者可取站立或坐立位，流程：呼吸控制→胸廓扩张→呼吸控制→用力呼气，达到促进分泌物从体内排出目的。

（四）呼吸肌训练技术

1.吸气肌训练

采用口径可以调节的吸气管，在患者可以接受的前提下，逐步将吸气阻力增大。开始训练时每次 3～5 分钟，每天 3～5 次，以后训练时间可增加为每次 20～30 分钟，以增加吸气耐力。

2.呼气训练

可采取腹部加压呼吸法、吹蜡烛法、吹瓶法、呼吸训练器等进行呼气肌训练。

（五）胸廓松动技术

胸廓松动技术包括胸腔松动术、上胸部松动技胸肌术，可使牵张、上胸部及肩关节松动，促进呼吸系统整体功能的提高，激发呼吸肌群进行有效运动。

（六）全身训练

稳定期患者可进行有氧户外运动，主要包括步行、慢跑、骑自行车、中医传统健身气功等方式。

1.上肢训练

上肢肩胛部很多肌群既是上肢活动肌群，又是辅助呼吸肌群，如胸大肌、胸小肌、背阔肌、前锯肌、斜方肌等。慢性阻塞性肺疾病患者在上肢活动时，这些肌群减少了对胸廓的辅助活动而易于产生气促。可以进行上肢负重训练，例如提重物训练等，每活动1～2分钟，休息2～3分钟，每天1～2次，以出现轻微呼吸急促及上臂疲劳为度。

2.下肢训练

下肢训练可明显增加慢性阻塞性肺疾病患者的活动耐量，减轻呼吸困难症状，改善精神状态。慢性阻塞性肺疾病卧床期患者，下肢肌力减退，活动受限，下肢训练则主要进行力量训练，以及循环抗阻训练。可下地行走的患者主要进行快走、划船、骑车、登山等有氧运动，运动训练频率2～5次/周，到靶强度运动时间为10～45分钟，疗程4～10周。

(七)呼吸操

稳定期患者可进行呼吸操练习，包括深呼吸与扩胸、弯腰、下蹲和四肢活动等相结合的各种体操运动，锻炼时，量力而行，以不产生呼吸困难为度。

(八)体外膈肌起搏

体外膈肌起搏器可通过脉冲电流刺激膈神经，改善膈肌循环，增加膈肌能量及收缩力，消除膈肌疲劳、扩大胸廓容量、增加潮气量、降低呼吸肌紧张度，从而改善肺通气功能。需强调：训练强度以心率、呼吸频率变化为参考，一般心率控制在比静息状态每分钟增加10～20次，最高不超过每分钟130次，呼吸频率控制在不超过每分钟30次。

第三节　脑卒中康复护理

一、概述

脑血管疾病的发病率、病死率和致残率很高，它与恶性肿瘤、心脏疾病是导致全球人口死亡的三大疾病。根据新近的流行病学资料，我国脑血管疾病在人口死因中居第二位，仅次于恶性肿瘤。脑卒中病后1周，73%～86%患者有偏瘫,71%~77%有行动困难,47%不能独坐,75%左右不同程度地丧失劳动能力,40%重度致残。在我国目前需要和正在进行康复的患者中,脑卒中患者占有相当大的比例。

随着科学技术和医疗服务水平的不断提高,脑卒中的致死率呈现逐渐下降的趋势,同时,由于发病率的逐年增高,脑卒中的致残率亦呈现逐年增高的趋势,因而产生了大量需要进行康复的残疾人。脑卒中的康复开展最早,也是目前研究最多的领域,早期康复介入已成为共识。

二、临床基础

(一)定义

脑卒中又称脑血管意外,是指由于各种原因引起的急性脑血液循环障碍导致的持续性(超过 24 小时)、局限性或弥漫性脑功能缺损。根据脑卒中的病理机制和过程分为两类:缺血性脑卒中(血栓形成性脑梗死、脑栓塞,统称脑梗死),出血性脑卒中(脑实质内出血、蛛网膜下腔出血)。

(二)病因

1.血管壁病变

高血压脑小动脉硬化,脑动脉粥样硬化,血管先天发育异常,遗传性疾病等导致的血管壁病变。

2.血流动力学因素

高血压或低血压,血容量改变。

3.血液成分异常

高血黏度,血小板减少或功能异常,凝血或纤溶系统功能障碍。

(三)临床主要症状

1.感觉和运动功能障碍

表现为偏身感觉(浅感觉和深感觉)障碍,一侧视野缺失(偏盲)和偏身运动障碍。

2.交流功能障碍

表现为失语、构音障碍等。

3.认知功能障碍

表现为记忆力障碍、注意力障碍、思维能力障碍、失认等。

4.心理障碍

表现为焦虑、抑郁等。

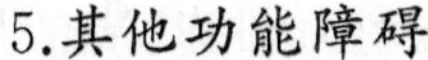
5.其他功能障碍

如吞咽困难、二便失禁、性功能障碍等。

三、康复治疗

脑卒中的康复应从急性期开始，只要不妨碍治疗，康复训练开始得越早，功能恢复可能性越大，预后越好。一般认为康复治疗开始的时间应为患者生命体征稳定，神经病学症状不再发展后48小时可开始，一边尽可能地减轻失用(包括健侧)。

(一)康复治疗

脑卒中康复治疗包括偏瘫肢体综合训练、平衡功能训练、手功能训练、言语功能训练、吞咽功能训练、作业治疗、理疗等。

(二)康复训练的原则

(1)选择合适的早期康复时机。

(2)康复治疗计划建立在康复评定的基础上，由康复治疗小组共同制订，并在治疗方案实施过程中逐步修正和完善。

(3)康复治疗贯穿于脑卒中治疗的全过程，循序渐进。

(4)康复治疗要有患者的主动参与和家属的积极配合，并与日常生活和健康教育相结合。

(5)采用综合康复治疗，包括物理治疗、作业治疗、言语治疗、心理治疗、传统康复治疗和康复工程等方法。

(三)康复训练

1.软瘫期的康复训练

软瘫期是指发病1～3周(脑出血2～3周，脑梗死1周左右)，患者意识清楚或有轻度意识障碍，生命体征平稳，但患肢肌力、肌张力均很低，腱反射也低。目的是预防并发症及继发性损害，同时为下一步功能训练做准备。一般每2小时更换一次体位，保持抗痉挛体位，以预防压疮、肺部感染及痉挛模式的发生。

2.痉挛期的康复训练

一般在软瘫期2～3周，肢体开始出现痉挛并逐渐加重。这是疾病发展的规律，一般持续3个月左右。此期的康复目标是通过抗痉挛的姿势和体位来预防痉挛模式和控制异常的运动模式，促进分离运动的出现。

3.恢复期的康复训练

恢复期早期患侧肢体和躯干肌还没有足够的平衡能力，因此，坐起后常不能

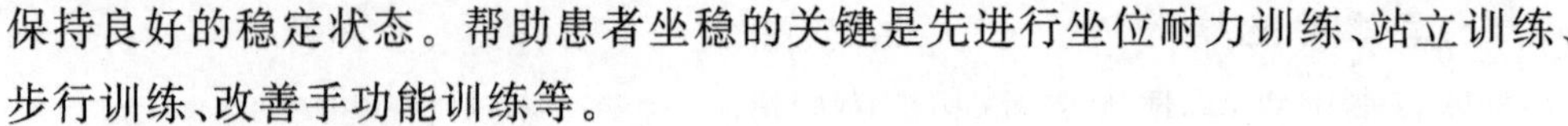

保持良好的稳定状态。帮助患者坐稳的关键是先进行坐位耐力训练、站立训练、步行训练、改善手功能训练等。

四、康复护理策略

(一)康复评定

1.脑损害严重程度评定

(1)意识状态评定使用格拉斯哥昏迷量表。

(2)脑卒中患者临床神经功能缺损程度评分。其评分为0～45分,0～15分为轻度神经功能缺损,16～30分为中度神经功能缺损,31～45分为重度神经功能缺损。

(3)美国国立卫生研究院卒中量表得分低说明神经功能损害程度重,得分高说明神经功能损害程度轻。

2.运动功能评定

运动功能评定主要是肌力、关节活动度、肌张力、痉挛、步态分析、平衡功能等的评定,常用的有运动功能评定表、简化 Fugl-Meyer 法、Bobath 方法等。

3.平衡功能评定法

(1)3级平衡检测法:Ⅰ级平衡是指在静态不借助外力的条件下,患者可以保持坐位或站立位平衡;Ⅱ级平衡是指在支撑面不动(坐位或站立位)条件下,患者的身体某个或几个部位运动时可以保持平衡;Ⅲ级平衡是指患者在有外力作用或外来干扰的条件下,仍可以保持坐位或站立位平衡。

(2)伯格平衡量表:共有14项检测内容,每项0～4分,满分56分,得分高表明平衡功能好,得分低表明平衡功能差。＜40分应注意防跌倒风险。

4.言语功能评定

通过交流、观察、使用通用的量表以及仪器检查等方法。

5.感觉评定

感觉评定包括痛温觉、触觉、运动觉、位置觉、实体觉、图形。

6.认知功能评定

简易精神状态检查、蒙特利尔认知评定量表、长谷川痴呆量表和韦氏成人智力量表进行认知功能评定。

7.心理评定

使用汉密尔顿焦虑量表和抑郁量表。

8.日常生活活动能力评定

改良 Barthel 指数、功能独立性测量等。

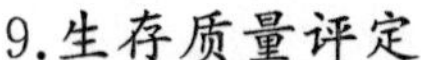

9.生存质量评定

生活满意度量表、生存质量测定量表和生活质量量表等。脑卒中影响量表、生存质量指数脑卒中版本和脑卒中生存质量测量量表等。

(二)康复护理策略

1.抗痉挛体位护理

脑卒中急性期卧床患者抗痉挛体位摆放是脑卒中康复护理的基础和早期康复介入的重要方面，能够使患者偏瘫后的关节相对稳定，预防患者出现上肢屈肌、下肢伸肌的痉挛情况，还可以辅助预防患者出现病理性运动模式。

抗痉挛体位摆放应该贯穿在偏瘫后的各个时期，注意定时改变体位，一般每2小时体位变换1次，鼓励患侧卧位，该体位增加了患肢的感觉刺激，并使整个患肢被拉长，从而减少痉挛并且能让健手自由活动；适当采取健侧卧位；尽量避免仰卧位，因为仰卧位受颈紧张反射和迷路反射的影响，会加重异常的运动模式和引起骶尾部、足跟部压力性损伤。

2.床上体位转移护理

床上体位转移护理包括被动体位转移、辅助体位转移和主动体位转移等方式，训练应该按照完全被动、辅助和完全主动的顺序进行。体位转移的训练内容包括患者床上侧面移动、前后方向移动、被动健侧翻身、患侧翻身起坐训练、辅助和主动翻身起坐训练、床上搭桥训练以及床上到轮椅、轮椅到床上的转移训练等。床上体位转移技术的实施要注意转移过程的安全性问题，在身体条件允许的前提下，应尽早离床。

3.步行训练

从床上体位转移到下床站立、步行训练、助行器训练、轮椅代步训练，让患者能躺着进院，走着出院，回归家庭社会。

4.膀胱和直肠功能障碍的护理

(1)膀胱功能评定：确定膀胱功能障碍的类型和严重程度，评定应获取卒中发病前的泌尿系统病史，对尿失禁或尿潴留的患者通过膀胱扫描或排尿后间歇性导尿记录容量来评定残余尿量，以及对尿意和排空感的认知意识进行评定。

(2)急性卒中患者在入院后24小时内拔除留置导尿管。

(3)对于尿潴留患者制订个性化饮水排尿计划，采取间歇性导尿。

(4)尿失禁患者采用个性化的结构化管理策略，包括膀胱再训练、定时提示排尿、盆底运动、间歇性导尿、抗胆碱能药物治疗和(或)改变环境或生活方式。

(5)肠道功能评定：对大便硬度、排便频率、时间以及发病前的肠道治疗史进行评定。

(6)对大便失禁的患者提供肠道护理计划,包括均衡饮食,良好的液体摄入,体育锻炼和定期计划的排便。便秘计划排便可包括使用口服泻药、栓剂或灌肠剂、腹部按摩等。

5.呼吸道护理

(1)当患者血氧饱和度<95%时,需要给予患者吸氧,改善肺通气功能。

(2)睡眠呼吸障碍在脑卒中患者可达70%~95%。轻度睡眠呼吸障碍患者夜间可采用侧卧位,低流量吸氧改善通气状况;中、重度睡眠呼吸障碍患者夜间可予气道正压通气改善通气状况。

(3)对气管切开的患者,一方面做好气管切开的基础护理,另一方面加强呼吸功能训练,防止胃食管反流和误吸,缩短机械通气时间、封管时间,尽早拔出气管套管。

6.心理护理

卒中后情绪障碍可发生于脑卒中后各时期,显著增加脑卒中患者的病死率、致残率和认知功能障碍,降低患者的生活质量。推荐对所有脑卒中患者进行标准的抑郁和焦虑筛查,应注意观察卒中后情绪障碍,在患者的全面评价中应涵盖心理史,包括患者病前性格特点、心理疾病、病前社会地位及相关社会支持情况,减少并消除心理障碍的相关症状和体征。

7.饮食护理

(1)脑卒中伴吞咽障碍患者尽早进行营养风险筛查。对于总评分>3分者,需请营养师进行更准确的营养评定,以便确定营养不良的原因,根据评定结果制订干预计划。

(2)饮食营养干预途径的选择:①早期昏迷、认知功能障碍或吞咽障碍不能经口摄食的患者,应予以管饲喂养。②口服营养补充。③吞咽功能障碍患者经评估,进行吞咽功能训练。

(三)常见并发症预防与处理

1.肩痛、肩关节半脱位、肩手综合征

早期采取抗痉挛体位摆放。

(1)坐位:坐位有利于躯干伸展,坐位时躯干与地面垂直,躯干左右对称,将患肢放于前方桌面上或用枕头托起,避免患肢脱垂、腕和手指关节屈曲,指导患者双手交叉,用健侧手握住患侧手,使患侧的腕关节保持背屈、拇指外展位,抑制上肢痉挛,防止肩关节半脱位进一步加重。

(2)立位:三角巾及吊带固定在颈部,减轻肩关节的负荷,防止因重力作用导致肩关节半脱位加重,但患者达到 Brunnst 关节活动度运动功能恢复二期后,不再使用肩肘吊带或三角绷带。如患者使用上臂肩吊带,则不受肌张力变化影响。

(3)变换体位:变换体位时,不可拖拉患肢,搬动患者时注意保护肩关节。患者由坐位到立位转换过程中,指导患者双手交叉,双上肢尽量前伸,双下肢同时负重站立,护士或家属在患者前方给予协助,注意避免在患侧协助,防止肩部损伤。

(4)护肩装置使用:当偏瘫上肢处于软瘫期或 2 横指(及以上)的肩关节半脱位患者,安全起见可适时使用肩吊带。

(5)负重训练:患侧肩关节负重可引起肩关节周围肌肉兴奋,产生收缩,同时刺激肩关节的压力感受器,使关节周围肌肉紧张度增加,肌张力增高。

(6)主动被动训练:Bobath 握手可以抑制上肢曲肌痉挛,使肩关节保持有效的活动,防止肩关节粘连。指导或协助患者 Bobath 握手,但肩关节前屈不宜超过 90°,活动范围以不引起肩关节疼痛为宜。

2.压力性损伤

(1)患者入院 24 小时内应进行系统的全身皮肤评定。可采用压疮危险因素评估推荐量表(Braden 量表)。

(2)营养支持:对压疮高危患者进行营养评定,联合营养师提供营养支持。

3.深静脉血栓和骨质疏松

脑卒中患者因存在长期卧床、肢体功能障碍等危险因素,是深静脉血栓形成和骨质疏松的高危人群。

(四)健康教育与随访

1.健康教育

(1)评定患者的病情、功能障碍程度、健康知识的认知水平及患者和家属对健康知识的需求。根据评定结果与患者和家属共同制订个性化的健康宣教计划。

(2)相关疾病介绍:根据患者及家属的对疾病的理解程度和患者文化水平、性格等不同,采取患者可接受的方式进行健康指导,促使患者及家属共同参与到患者的生活改善中,发挥患者家庭支持系统的重要性。

(3)饮食指导:改变脑卒中患者高盐、高脂肪食物及吸烟、酗酒等不良习惯。

(4)体位管理指导:向脑卒中偏瘫患者及家属讲解正确体位摆放可有效避免肌肉挛缩、肩关节半脱位、足下垂、压疮、肺部感染及泌尿系统感染等并发症发

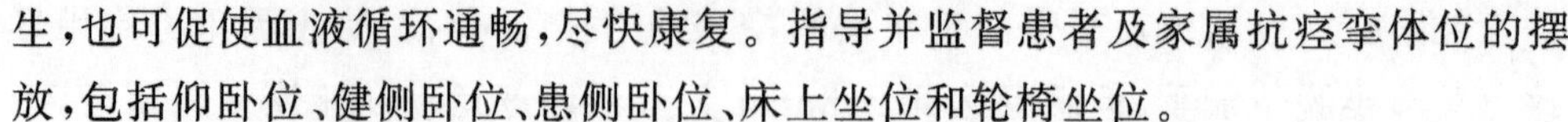

生，也可促使血液循环通畅，尽快康复。指导并监督患者及家属抗痉挛体位的摆放，包括仰卧位、健侧卧位、患侧卧位、床上坐位和轮椅坐位。

2.出院后随访

(1)微信平台和电话随访：对饮食情况、二便情况、延续训练项目、有无并发症发生等进行随访并记录。指导患者避免脑卒中诱因的发生，以预防二次卒中的发生。微信平台和电话随访可提高患者的依从性、充分调动患者康复训练的积极性、提高患者的安全意识及提高护患信任度与满意度。

(2)家庭访视：结合患者家庭经济条件和实际环境情况，指导患者家属进行家庭环境的改造。包括：①轮椅的正确选择。②将室内的台阶、门槛及障碍物进行清除，保证房间内地面的平整。③做好防滑处理。④调整坐便器的高度，并在坐便器旁设置好扶手。⑤调整洗手池、水龙头的高度，也可根据患者使用轮椅的情况，将洗手池设置成轮椅可进入的款式。⑥房间内各类把手进行高度、方向的调整，调整至患者方便使用的程度等。并随时对患者提出的问题进行解答与指导。

五、常见康复护理技术

(一)抗痉挛体位摆放技术

抗痉挛体位摆放的主要目的是预防或减轻痉挛和畸形的出现、保持躯干和肢体功能状态、预防并发症及继发性损害的发生。抗痉挛体位摆放技术主要包括患侧卧位、健侧卧位及仰卧位。患侧卧位是最佳体位，尽量少采取仰卧位。

(二)床上运动与体位转移

床上运动与体位转移的主要目的是协助瘫痪患者独立地完成各项日常生活活动，从而提高其生存质量。床上运动与体位转移主要包括床上翻身、床上坐起、床上移动及床椅转移，转移过程中要注意保护患者的患肢及患者的安全，注意患者的主观反应。

(三)日常生活活动能力训练

日常生活活动能力训练的主要目的是改善患者进食、穿衣、修饰等日常生活活动能力，提高生活质量以促进患者早日回归社会。日常生活活动能力训练主要包括进食指导训练、穿脱衣裤鞋袜及修饰训练(梳头、洗脸、口腔卫生)等，训练过程中要注意保护患者的安全。

(四)吞咽功能障碍训练技术

吞咽功能障碍训练主要包括筛查、食物性状调配、口腔护理、经口进食训练

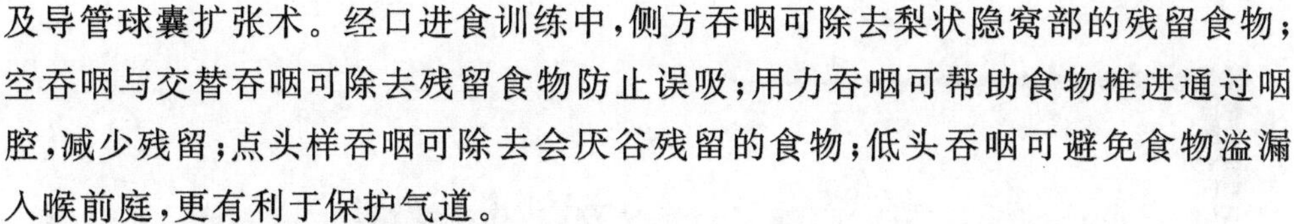

及导管球囊扩张术。经口进食训练中，侧方吞咽可除去梨状隐窝部的残留食物；空吞咽与交替吞咽可除去残留食物防止误吸；用力吞咽可帮助食物推进通过咽腔，减少残留；点头样吞咽可除去会厌谷残留的食物；低头吞咽可避免食物溢漏入喉前庭，更有利于保护气道。

（五）辅助器具应用技术

（1）轮椅的应用主要包括轮椅的选择、轮椅的正确坐姿及轮椅的转移技术。

（2）手杖的应用主要包括手杖的选择、使用手杖的姿势及手杖的步行训练。①手杖的选择：患者取立正姿势，肘关节屈曲 20°～30°，腕部皮肤横纹至地面的距离或者是股骨大转子至地面的距离的即为手杖高度。②使用手杖姿势：使用手杖的时候双肩保持水平，健侧手握持。

训练过程中要注意周围环境安全，当患者具有一定的平衡功能或是较好地掌握了三点步行后，可进行两点步行训练。

第六章 精神科护理

第一节 癔症的护理

一、概述

癔症是指一类由精神因素(如重大生活事件、内心冲突、情绪激动、暗示或自我暗示)作用于易病个体引起的精神障碍。主要表现为意识范围缩小,选择性遗忘或情感暴发等精神症状或各种各样的躯体症状,但不能查出相应的器质性损害作为其病理基础。症状具有做作、夸大、富有情感色彩等特点,有时可由暗示而诱发或消除,有反复发作的倾向。

(一)临床表现

本病的临床表现复杂多样,主要表现为运动感觉功能障碍,提示患者可能存在某种神经系统或躯体疾病,但体格检查、神经系统检查都不能发现其内脏器官和神经系统有相应的损害。其症状和体征不符合神经系统解剖生理特征。症状在被发现时常常加重,患者对症状的焦虑增加时症状也趋于加重。

(二)临床分型

1.癔症性精神障碍(分离性障碍)

(1)癔症性意识障碍:表现为患者的意识范围缩小,时空感知局限,其言行多只反映精神创伤内容,而对外界其他事物却反应迟钝。此种状态突然发生,历时数十分钟,然后自行终止,恢复后患者对发病经过通常不能完全回忆。

(2)情绪暴发:常在遭遇精神刺激时发作,哭喊吵闹、捶胸顿足,甚至撕毁衣服,碰壁撞墙,尽情发泄心中的愤懑,有人劝阻或围观时症状更为剧烈,历时数十分钟后自行缓解,事后部分遗忘。

(3)癔症性遗忘:并非由器质性因素引起的记忆缺失。患者单单遗忘了某一个阶段的经历或某一性质的事件,而那一段经历或事件对患者来说往往是创伤性的。

(4)癔症性漫游:此症发生在白天觉醒时,患者离开住所或工作单位,外出漫游。在漫游过程中患者能保持基本的自我料理,如饮食、个人卫生等,并能进行简单的社会交往,如购票乘车等。短暂而肤浅的接触看不出患者有明显的失常。此种漫游事先无任何目的和构想,开始和结束都是突然的,一般历时数小时至数天,清醒后对发病经过不能完全回忆。

(5)癔症性双重人格或多重人格:患者突然失去了自己原来的身份体验,而以另一种身份进行日常活动。两种身份各自独立、互无联系、交替出现。常见形式为神怪或亡灵附体,此时患者对环境缺乏充分的觉察,注意和知觉仅限于周围的某些人和物。

(6)癔症性假性痴呆:一种在精神刺激后突然出现的、非器质性因素引起的智力障碍。对于简单的问题给予错误的回答,给人以做作的印象。

2.癔症性躯体障碍(转换性障碍)

主要指运动障碍和感觉障碍等转化性症状,也包括躯体、内脏障碍等躯体化症状。查体和神经系统检查及实验室检查均无相应的器质性损害,且神经症状也不符合神经解剖生理特点。

(1)运动障碍。①痉挛发作:受到精神刺激或暗示时发生,缓慢倒地、呼之不理、全身僵直或肢体抖动,或呈角弓反张姿势。患者表情痛苦,眼角含泪,一般持续数十分钟。②局部肌肉的抽动或阵挛:表现为肢体的粗大颤动或某一群肌肉的抽动,症状可持续数分钟至数十分钟,或中间停顿片刻,不久又可持续。③肢体瘫痪:可表现为偏瘫、单瘫或截瘫。伴有肌张力增强,常固定某种姿势,被动运动时出现明显抵抗,病程久者出现失用性肌萎缩。④行走不能:坐、躺时双下肢正常,但不能站立行走,站立时无人支撑则缓缓倒地。⑤缄默症、失音症:不用语言而用书写和手势与人交流。想说话但发不出声音,或者仅仅是发出嘶哑、含糊、细微的声音。检查声带正常,可正常咳嗽。

(2)感觉障碍:表现为感觉过敏、缺失、异常,视觉、听觉障碍等。

(三)辅助检查

1.实验室检查

三大常规、肝肾功能、胸片、B超、心电图、脑电图等。与其他疾病的检查目的相反,脑电图、心电图、CT摄片、各种化验等检查的正常反而能支持本病的诊断。

2.神经系统检查

运动障碍。

3.精神状态检查

情绪的反常等。

4.心理测验

如明尼苏达多相个性调查和艾森克人格问卷。

(四)诊断要点

(1)符合癔症的诊断标准,有心理社会因素作为诱因。

(2)有躯体运动不能障碍,如肢体瘫痪、站立不能或步行不能。

(3)有躯体感觉障碍,如失声、失明、耳聋等,或所有皮肤感觉的部分或全部丧失。

(4)临床表现缺乏神经解剖生理基础。

(5)癔症性遗忘,癔症性漫游,癔症性双重或多重人格,癔症性精神病,或其他癔症形式。

(6)排除器质性疾病。

(五)治疗要点

1.心理治疗

根据患者精神障碍的种类、严重程度、人格结构、生活状况、既往治疗等,可采用暗示治疗、催眠治疗、支持性心理疗法、解释性心理治疗、松弛疗法等。

2.药物治疗

药物治疗的效果在于改善情感症状,根据患者的具体情况选用抗抑郁药、抗焦虑药、抗精神病药、苯二氮䓬类药等。

3.预防干预

定期进行宣传或讲座,使大家了解相关的知识,使其改变不良心态,避免诱因,且使患者能够及早发现和早期得到治疗。对患者出现的伴随症状及时有效地给予控制也是预防癔症的方法之一。

二、护理

(一)护理评估

1.评估主观资料

注意疾病发作与情感体验的关系,如患者对自身症状的过度关心,有意引起别人的同情和关心等；注意发作原因、频繁性、持续性、严重性，以及症状特点；伴随症状，如焦虑、抑郁等；患者个性特征、既往史和社会支持系统等。

2.评估客观资料

一般状况与外表、思维、情感和行为表现，如评估夸张、表演、哭笑无常、情绪失控和自主神经功能紊乱等。

3.评估相关因素

病理生理因素，如生活自理能力下降、情感暴发、假性痴呆、定向障碍、失明、耳聋等；评估可能导致自杀自伤的因素，如痉挛发作、癔症性漫游、焦虑、抑郁等。

（二）护理诊断

有自杀、自伤的危险，有冲动行为的危险，营养不足，定向障碍，言语沟通障碍，焦虑，生活自理能力下降或丧失。

（三）护理问题

患者对疾病缺乏充分的认识，患者对治疗的合作程度，患者对医师的依赖程度，患者对治疗效果的期望值。

（四）护理目标

癔症患者最重要的护理目标是患者能够正确认识和对待所患疾病，善于分析患病原因，学会合理宣泄情绪，认识个性缺陷及以积极有效的心理应对方式应对应激事件，这是一个长期目标。具体包括：①症状减轻或消失。②能正确认识疾病表现，恰当地宣泄焦虑、抑郁情绪，减轻痛苦。③患者基本的生理及心理需要得到满足，舒适感增加。④能运用有效的心理预防机制及应对技巧控制不良情绪，减轻不适感。⑤能与他人建立良好的人际关系。⑥能增强处理压力与冲突的能力。⑦能正确认识心理、社会因素及疾病的关系。⑧家庭及社会支持逐步提高。⑨社会功能基本恢复。

（五）护理措施

1.安全和生活护理

（1）提供安静舒适的环境，减少外界刺激。由于患者富有暗示性，不能将其同症状较多的患者安排在同一病室，以免增加新症状或使原有症状更加顽固。

（2）加强观察和关心患者（但不被患者意识到）。加强不安全因素和危险物品的管理，以便早期发现自杀、自伤或冲动行为的先兆，防患于未然。

（3）癔症发作期应耐心喂饭，一时不能进食可稍缓喂饭。对躯体化症状的患者，应用暗示性言语引导进食，或分散其注意力，避免其全神贯注于自己进食障碍等症状而妨碍进食。同时在进食时,可用没有出现不良反应的事实鼓励进食。

(4)对有自理缺陷的患者:①做好晨晚间护理和生活护理(如饮食、睡眠护理等)。②对癔症性瘫痪或木僵的患者定时翻身,做好皮肤、口腔等护理,防止压疮,并按计划进行肢体功能训练。③以暗示言语鼓励循序渐进地加强自主功能训练。

(5)鼓励患者参加文体活动。以娱乐性游戏为主,使患者在松弛的环境中,分散其注意力,避免对疾病过分关注。

(6)应尊重患者,允许保留自己的天地和注意尊重其隐私。

2.心理护理

(1)建立良好的护患关系。谈话时,态度和蔼,注意倾听,提问简明扼要,着重当前问题给予简明的指导。鼓励患者回忆自己病情发作时的感受,接纳患者的焦虑和抑郁感受,并讨论和教会其应对发作的简易方法。

(2)每天定时接触患者,分析癔症症状和焦虑等恶劣心境的原因和危害。使患者认识到对自身病症的过度关心和忧虑无益于恢复健康。应用支持性言语帮助患者度过困境,并且辅助患者有效地应对困难。应反复强调患者的能力和优点,不注重其缺点和功能性障碍。帮助列出可能解决问题的各种方案,当患者初步获得疗效时,应及时表扬。

(3)选择适当时机,结合检查的正常结果,使患者相信其障碍并非器质性病变所致,积极配合治疗。并针对其自我为中心的特点,加强心理疏导及个性教育。

3.特殊护理

(1)在癔症发作时,不要流露紧张、厌烦情绪,或过分给予照顾。应将患者和家属隔离,避免多人围观。护士必须有条不紊地进行治疗护理,并使患者明白,发作不会危及生命,疾病一定能治愈。

(2)癔症相关的焦虑反应有时可表现为挑衅和敌意,须适当限制,并对可能的后果有预见性。如出现情感暴发或痉挛发作时,应安置在单间,适当约束,防止碰伤。应尊重患者,允许保留个人的空间注意其隐私,必要时专人陪护。

(3)意识狭隘时,应加强生活护理和观察。防止其他患者的伤害和防止其冲动、走失等意外行为。应在患者不经意中,强化其原来身份,促使恢复自我定向。

(4)严密观察患者的情绪反应,加强与患者的沟通,了解其心理变化。对不合理要求应认真解释和说服,防止患者的做作性自杀企图弄假成真。

(5)对癔症性失明、失聪等患者,应让其了解功能障碍是短暂的,通过检查证

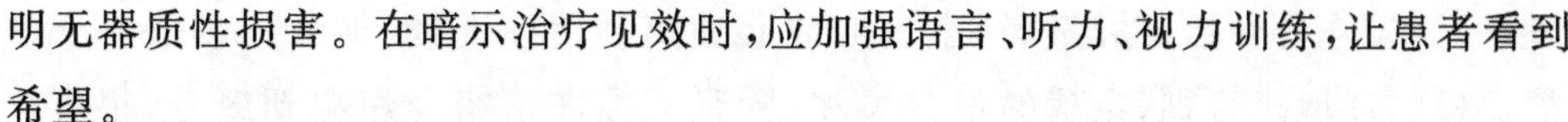

明无器质性损害。在暗示治疗见效时，应加强语言、听力、视力训练，让患者看到希望。

(6)对患者当前的应对机制表示认同和支持。鼓励患者按可控制和可接受的方式表达焦虑、激动，允许自我发泄，但不要过分关注。

(7)对躯体化症状，要排除器质性病变。注意倾听，但避免对每一主诉都提供照顾，症状消失时要及时鼓励。

(8)遵医嘱给相应治疗药物，如抗焦虑药、抗抑郁药、抗精神病药等，让患者了解药物治疗作用和不良反应。

(9)在间歇期教会患者放松技术，与医师配合做好暗示治疗、行为治疗、生物反馈治疗等，使其增强治疗信心，并要争取病友、家庭和社会的支持。

4.康复护理

康复期帮助患者认识和正确对待致病因素和疾病性质，克服个性缺陷，掌握疾病康复途径。要强化疾病可以治愈的观念，教会患者正确应对创伤性体验和困难，恰当处理人际关系，防止疾病复发。并要使其明白长期居家或住院逃避社会接触不利于康复，但此时谈话应慎重，以免引起患者反感或误解，导致症状加重。

(六)护理评价

评价患者的症状是否得到改善，不良的心理应对方式是否得到矫正，是否消除了心理应激的影响及提高了社会适应能力等。对癔症的知识了解了多少等。

(七)健康指导

(1)使患者和家属对癔症发作有正确的认识，消除模糊观念引起的焦虑、抑郁，如纠正错误观念，以免担心疾病会演变成精神病。

(2)应使家属理解患者的痛苦和困境，既要关心和尊重患者，又不能过分迁就或强制。

(3)协助患者合理安排工作、生活，教会家属帮助患者恢复社会功能。

(4)癔症患者家属应注意以下几点：①精神治疗是癔症患者的一种主要而有效的治疗方法，在进行治疗时，患者的亲属、亲友、邻居及单位领导、同事能否积极配合，也是治疗成功与否的关键。②癔症患者的亲属应注意听取医师的解释和劝说，了解本病的性质及发生原因，知道这是一种大脑功能性疾病，是完全可以治愈的。③要改善对患者的态度，合理安排患者的生活及工作，调整环境，去除精神刺激。④在治疗过程中，亲属应全面而客观地向医师介绍病史。⑤癔症发作时，实施各种治疗方案时，亲属应放心地离开治疗现场，给治疗创造一个安静宽松的环境。否则，亲属的过分关注、紧张或惊慌情绪会影响到患者，很可能又成为一个不良暗示因素，使症状加重，给治疗带来困难。经治疗后，某些症状得到好转时，亲属应配合医师继续鼓励或暗示患者，使症状更好地缓解。⑥同时亲属也应正确对待精神刺激，给患者讲解本病的性质和转归，解除患者的紧张情绪，以获得更好的疗效。同时对巩固治疗，避免反复发作有重大意义。⑦协助患者合理安排工作，帮其解决生活中的实际困难，减少刺激原。

三、预后及预防

(一)预后

病程有发作性和持续性两种，大多数分离性障碍都呈发作性病程，如情绪暴发、遗忘、漫游等；大多数躯体性障碍都呈持续性病程，如瘫痪、失声、感觉缺失等。一般认为癔症的预后是良好的。大约60%的患者在一年内自发缓解。但也有很多不同的结局，部分甚至是误诊等。大多数诊断为转换障碍的癔症患者都经历了一段快速的症状康复或改善，特别是急性发作者，可获得明显的疗效。慢性转换障碍的癔症患者预后通常不佳。

(二)预防

进行健康人格的培养，增加应付挫折的能力，普及疾病防治知识，消除对神经官能症疾病患者的歧视及不正确看法，改变不良态度，使患者能够及早发现和早期得到治疗。在各级医疗机构中普及精神疾病防治知识，开设心理咨询，提高精神科诊疗水平，有助于早期诊断、早期治疗。对于患者出现的不适症状给予及时的对症处理或根据患者的心理状况给予针对性的训练，均对其预防神经官能症有益。

第二节　神经症的护理

一、概述

神经症是一组精神障碍的总称。神经症是一组高发疾病，在门诊中常见。神经症的总患病率国外报告在5%左右。据精神疾病流行病学调查资料显示，我国神经症的总患病率为2.2%，女性高于男性；以40～44岁年龄段患病率最高，但初发年龄最多为20～29岁年龄段；文化层次低、经济状况差、家庭氛围不和睦者患病率较高。

神经症的特征为起病常与心理社会因素有关；病前多有一定的素质和人格基础；症状主要表现为脑功能失调症状、情绪症状、强迫症状、疑病症状、分离或转换症状、多种躯体不适感等，这些症状在不同类型的神经症患者身上常混合存在，但均不伴有器质性病变；患者无精神病性症状，对疾病有相当的自知力，疾病痛苦感明显，有求治要求；社会功能相对完好，行为一般保持在社会规范允许的范围之内；病程大多持续迁延。

(一)临床表现

因为临床分型不同，所以神经症的临床表现也很复杂多样，但是大体分为以下几类。

1.脑功能失调症状

(1)精神易兴奋：主要表现为三个特点。①在日常生活中，事无巨细均可使患者浮想联翩或回忆增多，尤其多发生在睡眠阶段。②不随意注意增强，患者极易被周围细微的事物变化所吸引，以致注意力很难集中。③患者感受阈值降低，表现为别人轻言细语在他听来嘈杂难耐，别人关门、移椅即感觉如同山崩地裂；对身体内部信息的感觉阈值下降则表现为躯体不适感觉增强。

(2)精神易疲劳：主要表现为能量不足、精力下降，工作稍久就觉得疲惫不堪，严重者一动脑筋就感到疲劳，注意力很难集中且不能持久，故思考问题十分困难。由于思维不清晰，精力不旺盛，故感到记忆力差，工作效率低，做事常丢三落四、茫无头绪。这种能量的不足并不伴有动机的削弱，因而患者苦于“力不从心”。

2.情绪症状

(1)焦虑：是指在缺乏充足的客观原因时，患者产生紧张、不安或恐惧的内心体验并表现相应的自主神经功能失调。此时患者警醒水平提高，严重者有大祸临头、惶惶不可终日之感；有运动性不安、坐卧不宁，伴心悸、出汗、尿频、震颤、眩晕、恶心等自主神经功能紊乱的症状。

(2)恐惧：特指患者对某种客观刺激产生的一种不合理的恐惧，而且患者明知这种情绪的出现是荒唐的、不必要的，却不能摆脱，是恐惧症的主要临床表现。患者同时伴有一系列自主神经症状，如面红或苍白、心跳呼吸加快、恶心、出汗、血压波动等，并常伴有相应的回避行为。

(3)易激惹：是一种负性情绪，它不仅仅指易发怒，还包括易伤感、易烦恼、易委屈、易愤慨等。这种情绪启动状态是情绪启动阈值和情绪自控能力双重降低的结果。极小的刺激便可触动情绪的扳机，一触即发、大发雷霆最为常见。

(4)抑郁症状：是种不愉快的情绪体验，可以表现为从轻度的缺少愉快感到严重的绝望自杀，核心症状是丧失感，如兴趣、动机、生活的期望、自我价值、自信心、欲望(如食欲、性欲)等，均可不同程度地下降或丧失。常伴有厌食、体重减轻、睡眠障碍、性欲减退、疲乏无力及慢性疼痛等症状。神经症患者的抑郁症状一般程度较轻，以躯体不适的表现较为多见。

3.强迫症状

(1)强迫观念：多表现为同一意念的反复联想，患者明知多余，但欲罢不能。这些观念可以是毫无意义的，对常识、自然现象和(或)日常生活中遭遇的各种事件进行强迫性的穷思竭虑，患者常常是事无巨细、反复回忆思考，并为此痛苦不堪。强迫怀疑是强迫观念中常见的表现，如怀疑门没有锁好、煤气阀没有关好等，常伴随出现相应的强迫行为。

(2)强迫意向：是一种尚未付诸行动的强迫性冲动，使患者感到一种强有力的内在驱使。如患者站在高楼上，就有“跳下去”的冲动；抱起孩子，便出现“掐死他”的冲动等。这种冲动与患者的主观意愿相违背，所以一般情况下不会转变为行动。患者能够意识到这种冲动是不合理的、荒谬的，但经努力克制仍无法摆脱，冲动的反复出现使患者焦虑不安、忧心忡忡，以致患者极力回避相关场合，造成社会功能的损害。

(3)强迫行为：较为常见的表现有强迫性洗涤、强迫性检查、强迫性计数及强迫性仪式动作等。

4.疑病症状

疑病症状是指对自身的健康状况或身体的某些功能过分关注，以致怀疑患了某种躯体疾病或精神疾病，而与现实健康状况并不相符；医师的解释或客观医疗检查的正常结果不足以消除患者的疑病观念，因而到处反复求医。患者往往感觉过敏，对一般强度的外来刺激感到不堪忍受，对内脏的正常活动也能“清晰”地感知并过分关注，如感到体内膨胀、堵塞、跳动、牵扯、扭转、流窜等。这些内感性不适便成为疑病观念的始因和基础，加上多疑固执的个性素质，便可发展成为疑病观念。

5.躯体不适症状

(1)慢性疼痛：神经症性的疼痛，以头颈部为最多见，其次是腰背、四肢，呈持

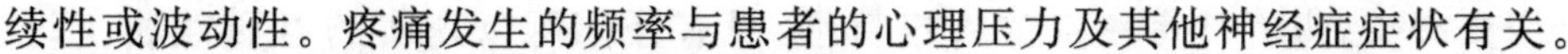

续性或波动性。疼痛发生的频率与患者的心理压力及其他神经症症状有关。

(2)头昏:是神经症的常见症状,患者将体验描述为“头昏脑胀”“头昏眼花”“头脑不清晰”。头昏常与头痛、头胀相伴出现,患者自觉感知不清晰,注意力难以集中,记忆模糊,分析综合能力受损,焦虑、烦躁,并可伴有不同程度的自主神经症状。

(3)自主神经症状群:不同神经症的自主神经紊乱的表现可能不一样。神经衰弱的自主神经症状是泛化的,不具有明显的特点;焦虑症的自主神经症状以交感神经功能亢进为主要特点,主要表现在心血管方面如心悸、气促,也可同时出现副交感神经亢进的表现如尿频、多汗等。

6.睡眠障碍

睡眠障碍在神经症患者中极为普遍,其中失眠是睡眠障碍中最常见的形式,主要表现为睡眠时间短或睡眠质量差,或者对睡眠缺乏自我满足的体验。神经症患者以入睡困难为主诉最为常见,其次是易惊醒和早醒。

(二)辅助检查

虽然诊断该疾病主要以临床表现为主,但是实验室的检查对该疾病的诊断也很重要,也可以与其他共症疾病相鉴别,因此除完成血常规、尿常规、大便常规、肝肾功能、胸片、B 超、心电图检查外,还可以进行脑电图检查,以及神经系统的辅助检查和心理测验等。

(三)诊断要点

1.症状标准

以下症状之一为主要临床相:轻度抑郁症状,恐怖症状,强迫症状,惊恐发作,广泛性焦虑症状,疑病症状,神经衰弱症状,其他神经症症状或上述症状的混合。

2.严重程度标准

因上述症状造成至少下述情况之一:妨碍工作、学习、生活或社交;无法摆脱精神痛苦,以至于主动求医。

3.病程标准

病程持续至少 3 个月(除惊恐障碍外)。

4.排除标准

排除器质性精神障碍、精神分裂症等疾病。

神经症的共同特征除了上述诊断标准所列项目以外,起病常与心理因素或社会因素有关，患者具有一定的人格特征，没有任何可以证实的器质性病变，自知力完好，主动求治，人格完整，社会功能相对完好。

(四)治疗要点

神经症的治疗根据各种不同的类型各有不同，应该根据其神经症的类型和患者的具体情况制订个体的治疗方案；具体有下列几种治疗方法。

1.心理治疗

(1)心理疏导：引导患者认识疾病的性质，消除患者的疑虑。鼓励患者面对现实，发挥其主动性，树立战胜疾病的信心，正确对待病因，配合医师的要求进行训练。

(2)行为治疗：常用的行为疗法有系统脱敏疗法、厌恶疗法、阳性强化方法等。

(3)认知疗法：由于神经症患者有特殊的个体易感素质，因此常常做出不现实的、病理性的估计与认知，以致出现不合理的、不恰当的反应，这种反应超过一定限度与频度，便出现疾病。认知心理治疗通过分析与改变患者的错误的认知方式来纠正患者的神经症症状。

(4)其他心理治疗：如精神分析疗法、森田疗法等。

2.药物治疗

治疗神经症的药物种类较多，如抗焦虑药、抗抑郁药及促进大脑代谢药等。药物治疗的优点是控制靶症状起效较快，尤其是早期与心理治疗合用，有助于缓解症状，提高患者对治疗的信心，促进心理治疗的效果与患者的遵医行为。

二、护理

(一)护理评估

1.一般情况

评估患者日常生活情况，如睡眠、衣着、饮食、大小便、自理能力；与周围环境接触如何；对周围事物是否关心；主动接触及被动接触状况；合作情况。

2.生理功能

神经症患者常常有许多心因性的躯体不适主诉，这些症状是心理痛苦在躯体的表现，没有器质性的改变。所以除了要常规评估患者的生命体征、睡眠、全身营养与水及电解质平衡情况、进食状况、排泄状况、躯体各器官功能及生活自理能力等情况以外，还应对患者的多种躯体不适主诉认真评估，鉴别其性质是器质性的还是心因性的，以便做出正确处理。

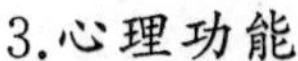

3.心理功能

评估患者的精神症状、情感状态、行为表现、病前性格特点，对应激的心理应对方式。

4.社会功能

神经症患者最常见的社会功能损害是人际交往能力的缺陷，与患者病前个性缺陷和不良的心理应对方式有关，可通过询问患者本人及其亲友来进行综合评估。

5.家庭与环境

评估患者幼年时的生活环境、所受的教育、父母的教养方式、家庭经济状况及成年后的婚姻状况、子女、生活及工作学习环境等情况以及患者的社会支持系统等资源，尤其要了解对患者有重要影响力的人，以制订合理有效的治疗和护理计划。

6.其他方面

评估患者的家族史、既往疾病史；评估患者以往用药情况、治疗效果，有无药物不良反应等；评估患者的常规化验以及特殊检查结果。

(二)护理问题

1.生理功能

睡眠形态紊乱，潜在的或现存的营养失调，疼痛或身体不适，皮肤完整性受损，部分自理能力下降。

2.心理功能

(1)焦虑：注意力难于集中，易受干扰，情绪易激惹。

(2)抑郁：患者由于疾病的困扰情绪可能低落。

(3)恐惧：惊恐相的表现。

3.社会功能

潜在的或现存的自杀、自伤行为，有暴力行为的危险，自我保护能力改变，社交能力受损，个人应对无效，不合作(治疗的合作程度)，知识缺乏(对疾病的了解程度)。

(三)护理目标

神经症患者最重要的护理目标是患者能够正确认识和对待所患疾病，善于分析患病原因，学会合理宣泄情绪，认识个性缺陷以及积极有效的心理应对方式应对应激性事件，这是一个长期目标。具体包括：①症状减轻或消失。②能正确

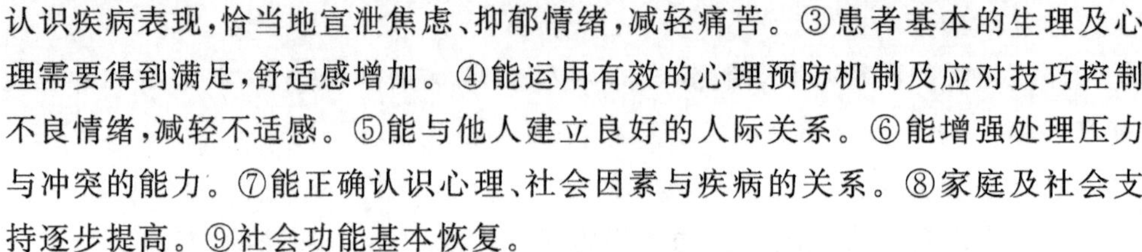

认识疾病表现，恰当地宣泄焦虑、抑郁情绪，减轻痛苦。③患者基本的生理及心理需要得到满足，舒适感增加。④能运用有效的心理预防机制及应对技巧控制不良情绪，减轻不适感。⑤能与他人建立良好的人际关系。⑥能增强处理压力与冲突的能力。⑦能正确认识心理、社会因素与疾病的关系。⑧家庭及社会支持逐步提高。⑨社会功能基本恢复。

(四)护理措施

1.安全护理

为患者提供安静舒适的环境，减少外界刺激。加强安全护理，避免环境中的危险品及其他不安全因素，防患于未然。

2.生理功能

睡眠障碍与躯体不适或疼痛是神经症患者常见的躯体问题。睡眠障碍的护理包括创造良好的睡眠环境、安排合理的作息制度、养成良好的睡眠习惯等。

值得一提的是，由于神经症患者许多躯体不适症状的缓解在于其应激因素的消除和内心冲突的最终解决，因此除一般护理外，要特别注意其心理功能的护理。鼓励患者参加适当的集体活动，减少白天卧床时间，转移注意力，减少对恐惧、焦虑、惊恐发作或强迫等症状的过分关注和担忧。另外，患者可能有食欲减退、体重下降等情况，因此护士要鼓励患者进食，帮助选择易消化、富含营养和色香味俱全的食物。对便秘患者鼓励多进食蔬菜水果，多喝水，养成每天排便习惯。如便秘超过 3 天，应按医嘱给予缓泻剂或灌肠等帮助排便。

3.心理功能

(1)建立良好的护患关系：以和善、真诚、支持、理解的态度对待患者，耐心地协助患者，使患者感到自己是被接受、被关心的。如当患者主诉躯体不适时应做到确实的体格检查，进行客观评估，即使有时找不到器官的病理性证据来解释症状，也应理解其所主诉的疼痛不适是真实存在的，患者并非无病呻吟，护理人员应以一种接受的态度倾听，并选择适当的时机，结合检查的正常结果，使患者相信其障碍并非器质性病变所致。

(2)鼓励患者表达自己的情绪：鼓励患者表达自己的情绪和不愉快的感受，协助其识别和接受负性情绪及相关行为。神经症患者内心常常不愿接受(或承认)自己的负性情绪和行为。护理人员通过评估识别出这些负性情绪后，要引导患者识别、继而接受它。

(3)协助患者消除应激：与患者共同探讨与疾病有关的应激原及应对方法，协助患者消除应激，帮助其正确认识和对待疾病，学习新的应对方法，接受和应

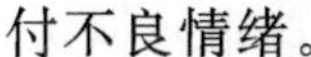

付不良情绪。

(4)训练患者的应对技巧:提供环境和机会让患者学习和训练新的应对技巧,强化患者正性控制紧张焦虑等负性情绪的技巧,例如根据焦虑症的特点设计某些应激情境,召集患同类疾病的患者一起做行为的模拟预演,及时提供反馈信息,辅以放松训练。活动结束后,鼓励他们交流心得,取长补短。

(5)帮助患者学会放松:增进放松的方法很多,如静坐、慢跑、气功、太极拳以及利用生物反馈仪训练肌肉放松等,都是十分有效的方法。

(6)积极鼓励患者:反复强调患者的能力和优势,忽略其缺点和功能障碍。鼓励患者敢于面对疾病表现,提供可能解决问题的方案,并鼓励和督促实施。经常告知患者他的进步,及时表扬鼓励,让患者明白自己的病情正在好转,有利于增强自信心和减轻无助无望感。

4.社会功能

(1)提供安静舒适的环境,减少外界刺激:①焦虑患者常坐立不安,不愿独处,可设专门陪护,以增强其安全感。②应严密观察,严加防范患者可能发生的自杀、自伤及冲动伤人等行为,早发现早干预。③及时督促患者完成药物治疗计划,观察药物疗效和不良反应,给予服药指导,以有效控制神经症的症状。

(2)协助患者获得社会支持:护理人员应帮助患者认清现有的人际资源,并扩大其社会交往的范围,使患者的情绪需求获得更多的满足机会,并可防止或减少患者使用身体症状来表达情绪的倾向。同时协助患者及家庭维持正常角色行为。家庭是患者最主要的社会支持系统,它既可以帮助患者缓解压力,也可能是造成或加重患者压力的根源。护理人员应协助分析患者可能的家庭困扰,确认正向的人际关系,并对存在的困扰进行分析,如加入群体互助团体、成人教育班、社区活动或特殊的兴趣团体等,以便让患者发现别人有和自己同样的问题,而减少寂寞感,并增加情绪上的支持。

(3)帮助患者改善自我照顾能力:神经症患者可因躯体不适的症状以及焦虑、抑郁等负性情绪而忽视个人卫生,也可因仪式动作、强迫行为而导致生活自理能力下降。护理人员应耐心协助患者做好沐浴、更衣、头发、皮肤的护理。这些活动均可增加患者对自己的重视与兴趣。护士对患者的每一个进步及时肯定、表扬鼓励,让患者感受他随时受到护士关注,有利于患者逐步树立起治病的信心。

5.康复期护理

在神经症的康复期,护士应帮助患者正确认识和对待疾病及其致病因素,克服个性缺陷,教会患者正确应对生活困难和创伤性体验,恰当处理人际关系,防止疾病复发。积极参加社会活动，体现自身价值，增强治病信心，参加康复训练，以利身体康复。

6.特殊护理（惊恐发作）

（1）患者在惊恐发作时，护士必须镇定、稳重，防止将医护人员的焦虑传给患者，应立即让患者脱离应激原或改换环境，有条不紊地进行治疗和护理。应明确地向患者表示，发作不会危及生命，病情一定能控制。

（2）对惊恐发作急性期的患者，要陪伴在患者身边，态度和蔼，耐心倾听和安抚，对其表示理解和同情，并可给予适当的按摩和安慰。对患者当前的应对机制表示认同、理解和支持。鼓励患者按可控制和可接受的方式表达焦虑、激动，允许自我发泄。

（3）与惊恐发作相关的焦虑反应有时可表现为挑衅和敌意，应适当限制，并对可能的后果有预见性，针对可能出现的问题，预先制订相应的处理措施。惊恐发作时，应将患者和家属分开或隔离，以免互相影响和传播，加重病情。

（4）有的患者坐立不安，不愿独处，又不愿到人多的地方，应尊重患者，创造有利治疗的环境，如允许保留自己的空间和注意其隐私，必要时设专人陪护等。

（5）遵照医嘱给予相应的治疗药物，如抗焦虑药、抗抑郁药等，控制惊恐发作，减轻病情，取得患者合作。

（6）在间歇期教会患者放松技术，参加反馈治疗，适当应用药物，避免再次发作，以使其相信该病有治愈的希望。配合医师做好行为治疗。做好家属工作，争取家庭和社会的理解和支持。

（五）护理评价

评价患者的症状是否得到改善，不良的心理应对方式是否得到矫正，是否消除了心理应激的影响及提高了社会适应能力等。

（六）健康指导

（1）使患者对神经症发作有正确的认识，消除模糊观念引起的焦虑、抑郁，纠正错误观念，减少不良因素的刺激，控制疾病发作。

（2）帮助患者充分认识自己，挖掘出自身性格上的弱点及与疾病的关系。

（3）教会患者一些科学实用的处理问题的方法，不断完善自己的性格，学会处理好人际关系，调整不良的情绪，增强心理承受能力。

（4）鼓励患者积极参加有意义的活动，增强适应能力。

（5）此外还应使家属理解患者的痛苦和困境，既要关心和尊重患者，又不能

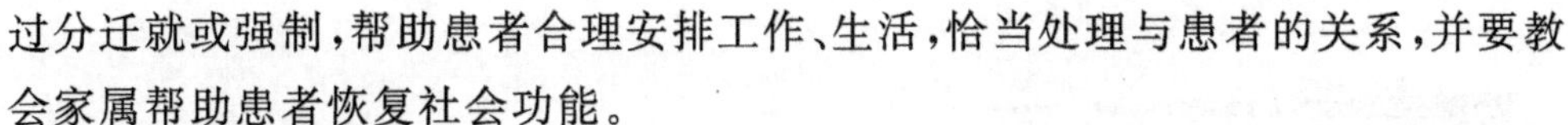

过分迁就或强制，帮助患者合理安排工作、生活，恰当处理与患者的关系，并要教会家属帮助患者恢复社会功能。

三、预后及预防

（一）预后

在社区调查中，年龄在20～50岁的神经症患者中，约半数在3个月内康复。通科医师的患者，约有一半在1年内康复，其余的相当长的时间仍无变化。转到精神专科门诊或住院的患者中，只有一半在4年后获得满意的适应。从另一个方面看这些问题，据国外有资料称，新近发作的病例每年约70%复发，慢性病例每年仅3%复发。

神经症的死亡率在门诊患者中增加0.5～1倍，在住院患者中增加1～2倍。这些患者死亡的主要原因是自杀和意外。

（二）预防

进行健康人格的培养，增加应付挫折的能力，普及疾病防治知识，消除对神经症疾病患者的歧视及不正确看法，改变不良态度，使患者能够及早发现和早期得到治疗。在各级医疗机构中普及精神疾病防治知识，开设心理咨询，提高精神科诊疗水平，有助于早期诊断、早期治疗。对于患者出现的不适症状给予及时的对症处理或根据患者的心理状况给予针对性的训练均对其预防神经症有益。

参考文献

[1] 呼海燕，赵娜，高雪，等.临床专科护理技术规范与护理管理[M].青岛：中国海洋大学出版社，2023.

[2] 宋鑫，孙利锋，王倩.常见疾病护理技术与护理规范[M].哈尔滨：黑龙江科学技术出版社，2021.

[3] 郑进，蒋燕.基础护理技术[M].武汉：华中科技大学出版社，2023.

[4] 潘红丽，胡培磊，巩选芹.临床常见病护理评估与实践[M].哈尔滨：黑龙江科学技术出版社，2022.

[5] 张国欣，张莉，柳朝晴.消化内科常见疾病治疗与护理[M].北京：中国纺织出版社，2021.

[6] 张文华，韩瑞英，刘国才.护理学规范与临床实践[M].哈尔滨：黑龙江科学技术出版社，2022.

[7] 邓雄伟，程明，曹富江.骨科疾病诊疗与护理[M].北京：华龄出版社，2022.

[8] 王玉春，王焕云，吴江.临床专科护理与护理管理[M].哈尔滨：黑龙江科学技术出版社，2022.

[9] 谭江红.护理质量评价标准与工作流程[M].北京：人民卫生出版社，2022.

[10] 王美芝，孙永叶，隋青梅.内科护理[M].济南：山东人民出版社，2021.

[11] 孙慧，刘静，王景丽.基础护理操作规范[M].哈尔滨：黑龙江科学技术出版社，2022.

[12] 张秀英，姜霞萍，王永霞.常见病护理评估与临床实践[M].哈尔滨：黑龙江科学技术出版社，2022.

[13] 张翠华，张婷，王静.现代常见疾病护理精要[M].青岛：中国海洋大学出版社，2021.

[14] 纪伟仙，王玉春，郭琳.基础护理学与护理实践[M].哈尔滨：黑龙江科学技

术出版社,2022.
[15] 梁艳,甄慧,刘晓静,等.临床护理常规与护理实践[M].上海:上海交通大学出版社,2023.
[16] 李阿平.临床护理实践与护理管理[M].上海:上海交通大学出版社,2023.
[17] 曲丽萍,郭妍妍,马真真.临床护理学基础与护理实践[M].哈尔滨:黑龙江科学技术出版社,2022.
[18] 吴雯婷.实用临床护理技术与护理管理[M].北京:中国纺织出版社,2021.
[19] 韩典慧,王雪艳,冯艳敏.常见疾病规范化护理[M].哈尔滨:黑龙江科学技术出版社,2022.
[20] 石晶,张佳滨,王国力.临床实用专科护理[M].北京:中国纺织出版社,2022.
[21] 马英莲,荆云霞,郭蕾.临床基础护理与护理管理[M].哈尔滨:黑龙江科学技术出版社,2022.
[22] 潘莉丽,程凤华,秦月玲.基础护理学与常见疾病护理[M].哈尔滨:黑龙江科学技术出版社,2022.
[23] 曹娟,侯燕,贾慧.实用护理技术与临床实践[M].哈尔滨:黑龙江科学技术出版社,2022.
[24] 张锦军,邹薇,王慧.临床实用专科护理[M].哈尔滨:黑龙江科学技术出版社,2022.
[25] 蔡忠民.实用手术室护理[M].西安:陕西科学技术出版社,2021.
[26] 杨金玲.手术室护理与管理实践[M].天津:天津科学技术出版社,2021.
[27] 宋桂珍,吴小霞,刘莎,等.现代护理理论与专科护理[M].上海:上海交通大学出版社,2023.
[28] 陈建红.原发性高血压护理干预措施及实施价值研究[J].中国医药指南,2023,21(24):165-167.
[29] 苏秀萍,赖珊玲,施亚珠,等.风险前瞻应对护理在上消化道出血患者中的应用效果[J].中外医学研究,2023,21(24):96-99.
[30] 林光群.观察健康管理与教育在提高小儿支气管哮喘护理质量中的应用价值[J].临床护理研究,2023,32(10):162-164.
[31] 刘君.临床护理保护用于呼吸内科护理管理的效果分析[J].中国卫生产业,2022,19(9):71-74.
[32] 杜冰.整体护理在慢性肺心病合并心力衰竭护理中的应用价值[J].中国医药指南,2023,21(1):156-158.